メタボリックシンドロームも予防・改善

コレステロール・中性脂肪を減らすとっておきメニュー

監修　奥田恵子（管理栄養士）

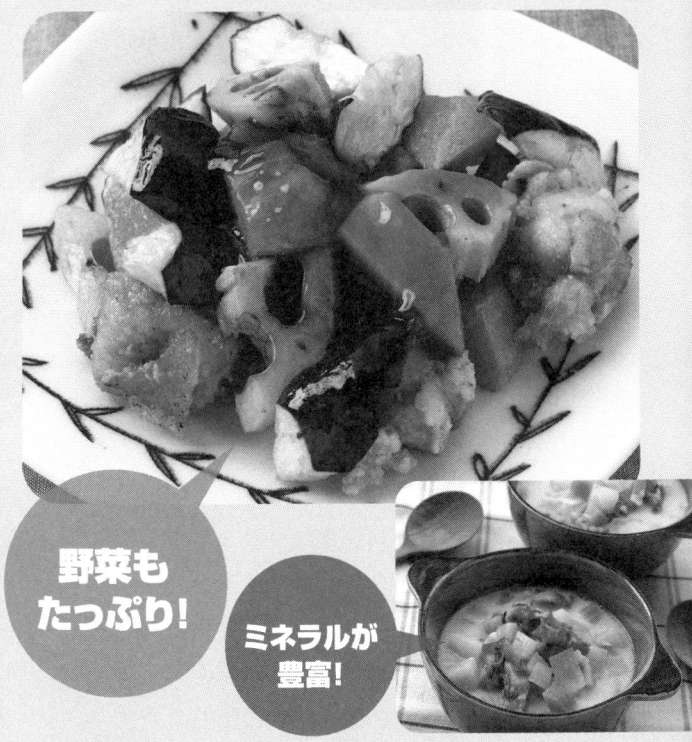

野菜もたっぷり！

ミネラルが豊富！

内臓脂肪を減らして、血液をサラサラにする！

同文書院

はじめに

　幼い頃、学校から帰ると、台所のテーブルには、おにぎりやふかしいもがあり、それがとても楽しみだったことを思い出します。食事は魚料理が多く、野菜の煮物やおひたしが必ず食卓に登場していました。そして、食材や料理から季節を感じることができました。

　しかし、現在はどうでしょうか。家へ帰らなくても、学校帰りにファーストフード、コンビニエンスストアー等々に寄ることができ、ハンバーガーやスナック菓子など食べたいものが24時間手に入ります。スーパーにはお総菜がいっぱい並んでいますから、食事を作る必要はありません。1年中食べたいものが食べたいときに手軽に食べられる便利な世の中になりました。

　さて、メタボリックシンドロームという言葉をよく耳にすると思いますが、40歳以上の男性の約半分が予備群だといわれています。メタボリックシンドロームとは、腹部に脂肪のたまった内臓脂肪型肥満に、糖尿病、高血圧症、低HDLコレステロール血症、高トリグリセリド血

もくじ

はじめに	2
もくじ	4
この本の使い方	6
コレステロール、中性脂肪とは?	8

●めん・ごはん … 17
- 焼きビーフン … 18
- ひじきチャーハン … 20
- みょうがとじゃこの梅ごはん … 22
- ライ麦パンサラダ … 24
- 具だくさんすいとん … 26
- もう1品!
  - ブロッコリーのからしあえ／すきこんぶの煮物 … 28

●主菜 … 29
- ゴーヤチャンプル … 30
- 豚しゃぶサラダ … 32
- 豚肉となすのみそ炒め … 34
- 筑前煮 … 36
- 鶏肉と野菜の黒酢あえ … 38
- 鶏だんごとかぶの煮物 … 40
- まぐろとわけぎのぬた … 42
- さばの南蛮漬け … 44
- あじのかき揚げ … 46
- いわしの蒲焼き … 48
- ぶりソテー黒酢漬け … 50
- えびワンタン … 52
- たことエリンギのイタリア風炒め … 54
- ヘルシー納豆ぎょうざ … 56
- もう1品!
  - 香味冷やっこ／きのこのホイル焼き … 58

●副菜 … 59
- あさりのオイスター炒め … 60
- ラタトゥイユ … 62
- にらともやしのピリ辛炒め … 64

症などを合併した状態のことで、運動不足や食生活の欧米化が原因と考えられています。健康食と外国からも評価の高い日本食を食べているはずの私たち日本人に、メタボリックシンドロームの予備群が多いということは不思議な気がしませんか？

　日本食は、バランスがよく、ビタミンや食物繊維が多い、そしてエネルギーが少ない、もちろん、コレステロールや中性脂肪も控えめの大変理想的な食事ですから、日本食を食べる日本人が少なくなってきたということでしょうか。また、24時間何でも食べられるようになったこと、食事をじっくり作らなくなったことなど、生活環境の変化も原因のひとつだと思います。

　そこで、日本食のよさを再認識していただこうと和食を中心としたレシピを考えてみました。身近な食材を使って作れる簡単なメニューですので、ぜひお試しください。こんなお料理を食べたことがある、なつかしい味だなあ……と思ってくださるとうれしいです。

　長寿食ともいわれる日本食を見直し、健康的な食事をとることで、元気な毎日を過ごしていただきたいと思います。

監修　奥田恵子

ほうれんそうとしめじの白あえ	66
こまつなと油揚げのソテー	68
しゅんぎくときのこのおひたし	70
だいこんと油揚げの和風サラダ	72
みょうがときゅうりの納豆あえ	74
じゃがいもとザーサイの炒物	76
くるみ入りポテトサラダ	78
ベビーリーフのサラダバルサミコ風味	80
れんこんステーキ	82
あさり入りふんわりおから	84
いり豆腐	86
いかとところてんのお刺身サラダ	88
もう1品！	
はくさいとわかめのあえもの／れんこんのきんぴら	90

● 汁物・スープ 91

夏野菜のカレースープ	92
冷製ポテトスープ	94
根菜汁	96
かきのチャウダー	98
もう1品！	
わかめともやしの二杯酢／絹さやの炒物	100

● デザート 101

パンナコッタ	102
さわやかゆずゼリー	104
ゆるるんグレープフルーツジュース	106
バナナとかぼちゃのジュース	108
もう1品！	
なすときゃべつの即席漬け／クレソンサラダ	110

付録・食品別栄養成分	111
基本はバランスのよい食事	129
外食メニューなどに含まれるエネルギー量と食塩量	137
調味料などに含まれるエネルギー量・食塩量一覧	138
標準体重・適正エネルギー量の求め方	140

この本の使い方

- ●各メニューごとのエネルギー、脂質、総コレステロール、食物繊維、食塩相当量がひと目でわかるようになっています。1日に必要な量は次のとおりです。
- ・脂質：1日の適正エネルギー量の20〜25％（脂質g×9＝kcal）
  （ただし、コレステロールを減らしたい場合は、300mgを目標に）
- ・総コレステロール：男性750mg未満、女性600mg未満
- ・食物繊維：100kcalにつき1g以上
- ・食塩相当量：男性10g未満、女性8g未満

- ●1日に必要なエネルギー量は、137ページの説明を参考に、適正体重、身体活動レベルなどを加味して算出し、摂取の目安としてください。

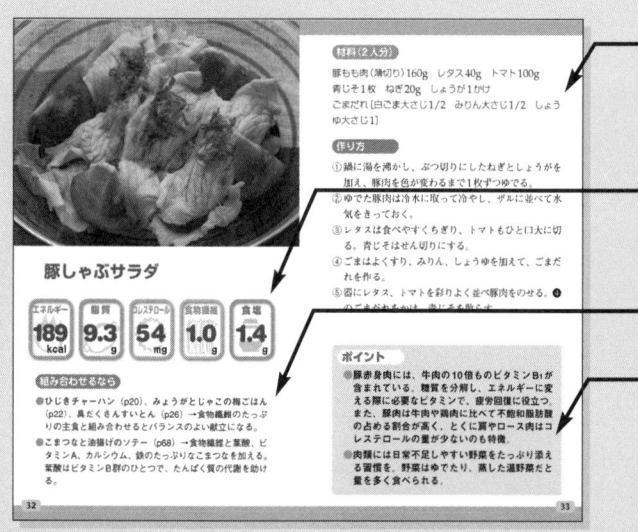

● 病気治療中の方（とくに合併症をおもちの方）は、必ず、医師の指示にもとづいてエネルギー制限を行ってください。

> 【レシピについて】
> ・材料はすべて2人分ですが、栄養量の数値は1人分です。
> ・栄養量の数値は、「五訂日本食品標準成分表」を参考に算出しています。
> ・材料のうちg表記のものは、可食部（骨や殻などを除いた、食べられる部分）の分量で示しています。
> ・とくにことわりがないときは、1カップ=200mL(cc)、大さじ1=15mL、小さじ1=5mLです。
> ・材料の部分に、「油」とだけ記載されているときは、植物油であれば何でもかまいません。また、「だし汁」もお好みの和風だしを使用してください。

■ 材料はすべて2人分の分量です。調理時間についても2人分の時間ですが、3～4人分でもそれほど変わりません。これを目安とし、火力、調理器具などによって加減してください

■ エネルギー、脂質、総コレステロール、食物繊維、食塩相当量は、すべて1人分の数値です

■ 栄養バランスのよい組み合わせ例をご紹介しました

■ このメニューの栄養効果や調理のポイントなどをご紹介しています

コレステロール、中性脂肪とは？

■コレステロールと中性脂肪の働き■

●コレステロールって何？

　コレステロールと聞くと、とかく不健康の代名詞のように思われがちですが、本来は人間の体にとって必要不可欠な物質。コレステロールは脂質、つまり脂肪の一種で、血液中はもちろん、脳や脊髄、筋肉、内臓、皮膚など体のあらゆる部分に含まれていて、私たちの生命の維持に欠かせない極めて重要な役割を果たしているのです。

　コレステロールは、食物からとるだけではなく、肝臓など体内でも合成され、細胞膜の構成やステロイドホルモン、胆汁酸の材料となります。体の機能を保つために欠かせないコレステロールですが、1日に必要な量の70％は体内で作られるので、食物から摂取しなければならないのは残り30％にあたる300〜500mg程度です。

　本来、人間の体は、体内のコレステロール量を一定に保つしくみをもっており、余分なコレステロールは肝臓から胆汁として排出されます。しかし、食べ過ぎなど慢性的にコレステロールの摂取量が多かったり、病気などで肝臓の機能に異常があったりすると、体内のコレステロール量が増えてしまうのです。

●中性脂肪って何？

　コレステロール同様、やっかいもの扱いされる中性

脂肪ですが、体温を一定に保ち、寒いときに体から熱を奪われるのを防ぐ断熱材としての役割や、内臓を外部の衝撃や圧力から守ったり、臓器を一定の位置に固定する大切な役割も果たしています。また、体内のエネルギーが不足した際には非常用エネルギーとして備蓄された中性脂肪が使われます。

　私たちの体のエネルギー源として、最初に使われるのは炭水化物ですが、食事から十分な炭水化物がとれなかったり、運動などで活動量が増えたりして、炭水化物のエネルギーが足りなくなったとき、中性脂肪が使われるのです。

　人の体は人類が生まれてからの遺伝子を受け継ぎ、食物がとれなくなって飢餓状態になるという万が一の状態に備えて、「非常食」である中性脂肪をせっせと蓄えようとします。身近につねに食物があふれている現代においても、食べ過ぎたり、だらだらと間食を続けていたりすると、同じように中性脂肪はどんどん蓄えられていきます。

●**脂肪が体に取り込まれる方法**

　食物は小腸で消化・吸収されます。中性脂肪やコレステロールなどの脂質は、一部は腸管から吸収され、残りは血液に乗って、全身に運ばれていきます。しかし、脂質は水（血液）には溶けません。中性脂肪やコレステロールは、水と脂の両方になじむ性質をもつ「リポたんぱく」というたんぱく質の一種に姿を変えて、血液中に溶け込んでいます。

「リポたんぱく」は大きく分けて4種類あります。

「カイロミクロン」と「VLDL」はおもに中性脂肪を、「LDL」はコレステロールを体の各部へ運びます。「HDL」は、体の各部分から余分なコレステロールを回収する働きがあるため「善玉コレステロール」と呼ばれることもあります。

●**脂肪を体内の組織に運ぶ4つのリポたんぱく**

カイロミクロン：小腸で消化・吸収された脂肪は、再合成されカイロミクロンとなって肝臓や体中の組織へ運びます。リポたんぱくのなかでもっとも大きく、その成分の多くは中性脂肪です。

LDL：肝臓で作られたコレステロールを体の各部へ運び」悪玉コレステロール￥と呼ばれることもあります。LDL自体は体に害を及ぼすものではありませんが、なんらかの理由で血液中のLDLが過剰になったり、体内で発生する活性酸素により酸化されると、一転して体に有害な物質となってしまいます。「低比重リポたんぱく」ともいいます。

VLDL：肝臓で作られ、成分の半分以上が中性脂肪です。肝臓で合成された脂質を体中の組織に運びます。LDLのもととなり、「超低比重リポたんぱく」とも呼ばれます。

HDL：動脈内など全身の組織から余分なコレステロールを回収し肝臓まで運ぶ働きがある、いわば動脈の掃除係。肝臓に集められたコレステロールは、胆汁酸やホルモンの材料になります。4種類のなかでもっとも小さく「高比重リポたんぱく」とも呼ばれます。

●中性脂肪とコレステロールの関係

　余分なコレステロールを回収してくれるHDLが増えると中性脂肪は減り、反対にHDLが減ると中性脂肪は増えていきます。血液中の中性脂肪が増えると、血管の表面に存在するリポたんぱくリパーゼという消化酵素が働き、カイロミクロンやVLDLに包み込まれている中性脂肪を分解します。しかし、内臓脂肪型肥満や運動不足などによりリポたんぱくリパーゼの働きが弱まると、十分に分解することができなくなり、血液中の中性脂肪が増加します。

　HDLは効率よくコレステロールを回収するため、取り込んだコレステロールの一部をVLDLやカイロミクロンの中の中性脂肪と交換していますが、中性脂肪が多過ぎるとこの交換が過剰になるため、HDLの材料となるコレステロールが不足し、HDLの生産量が少なくなってしまうのです。するとコレステロールを回収する働きは弱まり、結果としてコレステロールも中性脂肪も増えてしまうことになります。

LDLコレステロール・中性脂肪が多いとなぜ悪い？

●動脈硬化を引き起こす原因に

　LDLは、体内で発生する活性酸素によって酸化されると体に有害な物質となります。酸化された変性LDLは、血管の内壁に侵入し、血管を硬く（もろく）させる動脈硬化を進行させます。活性酸素は過剰なストレスや喫煙、紫外線や化学物質の影響などによって発生するといわれています。体内には活性酸素を抑え

るための抗酸化物質がありますが、加齢とともに減少するため、年をとるにつれて、活性酸素を抑えることが難しくなってきます。

　酸化されたLDLが血管内壁に侵入すると、マクロファージという白血球の一種がそれを取り込みます。しかし、酸化した変性LDLが過剰にあり過ぎると、取り込みきれなくなったマクロファージは泡沫細胞となりやがて破裂してしまいます。破裂したマクロファージの残骸はほかの泡沫細胞と一緒に、ドロドロの粥状のかたまり（アテローム）を作り出します。アテロームは血管の壁にコブのようにくっつき、血液の流れを悪くします。

　また、LDLが進入した血管壁の傷跡には血小板が集まって血栓ができてしまい、これにアテロームのコブが重なってしまうと、さらに血流が悪くなります。これらの血管壁修復作業の末に、血管壁は弾力性を失い動脈硬化を引き起こす要因となります。動脈硬化が進むと、やがて心臓を取り巻く冠動脈や脳の血管が詰まって、心臓病や脳血管疾患などの死の危険を伴う病気に至ることもあるのです。

　一方、中性脂肪が増え過ぎると、HDLを減少させ、LDLの増加を引き起こしたり、コレステロールの粒を小さくさせ、血管壁に入り込みやすくしてしまい、結果、動脈硬化を引き起こすのです。

●どんな病気になる危険性があるのか
〔脂質異常症（高脂血症）〕
　コレステロール値と中性脂肪値に異常がある状態を

脂質異常症の診断基準

血清脂質	基準値	脂質異常症の場合
LDLコレステロール	70〜139mg/dL	140mg/dL以上
HDLコレステロール	40mg/dL以上	40mg/dL未満
中性脂肪	50〜149mg/dL	150mg/dL以上

(日本動脈硬化学会「動脈硬化性疾患診療ガイドライン2007年版」)

脂質異常症といいます。脂質異常症には、LDLが高い「高LDLコレステロール血症」、HDL値が低い「低HDLコレステロール血症」、蓄積している中性脂肪値が高い「高中性脂肪血症」の3つがあります。はじめのうちは、数値が基準値外というだけであまり自覚症状はありません。しかし、ほおっておくと動脈硬化を起こす原因になりますので、早めの対応が必要です。

〔動脈硬化〕

　酸素と栄養を全身に送る動脈は、本来弾力性のあるものです。加齢とともにその弾力性は失われるので、ある程度の年齢になれば動脈硬化はたいていの人にみられます。しかし、前出のように中性脂肪値やコレステロール値が高く、HDLコレステロールの働きが弱

くなっていたり、ストレスの多い生活で活性酸素が多くなり、酸化された「変性LDL」が多くなってしまうと、発症や進行を速めてしまうことがあります。

　動脈硬化は起きる場所によってさまざまな疾患を引き起こします。心臓の冠動脈であれば狭心症や心筋梗塞、脳もしくは脳以外の場所でできた血栓が脳の動脈につまった場合は脳梗塞など、手足の末梢動脈で起きれば、手足のしびれや痛みを伴う間欠性跛行に、腎臓の細動脈で起きれば腎硬化症となります。

〔心筋梗塞〕

　狭心症や心筋梗塞は、動脈硬化によって起きる病気の代表格です。狭心症では、胸全体に締め付けられるような痛みが走ったり、圧迫されるような苦しさを感じたりする発作が起こります。胸以外にも、首、肩、腕などに痛みを感じる場合もあります。狭心症の発作の場合は、命に関わる危険はほとんどないので、安静にして痛みがおさまるのをまちます。しかし、動脈硬化が進み、血管内にできた血栓によって血管が完全に詰まって血流が止まってしまう心筋梗塞の場合は、命を落としかねないので、発作が起こったらすぐに救急車を呼んで病院へ行かなくてはいけません。心筋梗塞の発作は、胸全体の強い痛みが30分以上続きます。ニトログリセリンなどの薬は狭心症には効果がありますが、心筋梗塞にはほとんど効果がありません。

〔糖尿病〕

　糖尿病も初期ですと自覚症状はほとんどありません。しかし進行すると、命もおびやかすさまざまな合

併症を引き起こします。糖尿病は、膵臓から分泌されるインスリンというホルモンが少なくなったり、十分に機能しなくなったりするために血糖値が上がり、全身の代謝機能に異常をきたしてしまう病気です。糖尿病には1型と2型がありますが、日本では95％以上が2型糖尿病で、遺伝的な要因に過食やストレスなどよくない生活習慣が加わって発病します。糖尿病は血管病ともいわれ、血管に対して大きな影響を及ぼします。

とくにこわいのが三大合併症といわれる「網膜症」「神経障害」「腎症」です。「網膜症」は目の毛細血管が壊れ失明に至る場合もあり、「腎症」は腎臓機能に障害をきたし、透析が必要になります。「神経障害」は、神経につながる血管が壊れ、さまざまな神経に障害が起きて壊疽により、足を切断しなければならなくなる場合もあります。

この3つは細い血管に異常をきたした場合で、太い血管に影響があった場合は「心筋梗塞」「脳梗塞」を引き起こすおそれもあります。

■メタボリックシンドロームとは？■

メタボリックシンドローム（内臓脂肪症候群）とは、過剰な栄養摂取や運動不足などが原因で内臓脂肪が増え過ぎている状態を指します。この状態を放置しておくと、脂質異常症、糖尿病、高血圧症などを発症しやすくなり、やがて、心筋梗塞や脳血管疾患などの重篤な症状を引き起こす可能性が高まりますので、注意が必要です。

2008年4月より40〜74歳の人を対象にはじまった「特定健診・特定保健指導」では、メタボリックシンドローム対策に焦点をあてています。健診の結果によってグループ化され、それぞれ「情報提供」「動機づけ支援」「積極的支援」などの保健指導を受けることになっています。

　年齢とともに病気のリスクは高まっていきます。1年に1度の健康診断を受けるようにしましょう。

メタボリックシンドロームの診断基準

内臓脂肪	おへその高さの腹囲
男性：85cm以上	女性：90cm以上

（内臓脂肪面積100cm²以上）

血圧	収縮期血圧：130mmHg以上 拡張期血圧：85mmHg以上
血糖値	空腹時：110mg/dL以上
血清脂質	中性脂肪：150mg/dL以上 HDLコレステロール値：40mg/dL未満

3つのうち、2つ以上が当てはまる

（日本動脈硬化学会、日本糖尿病学会、日本高血圧学会、日本肥満学会、
日本循環器学会、日本腎臓病学会、日本血栓止血学会、日本内科学会　2005年）

めん・ごはん

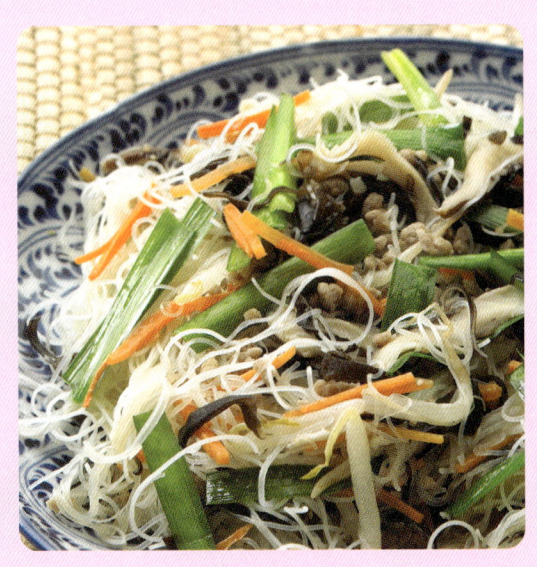

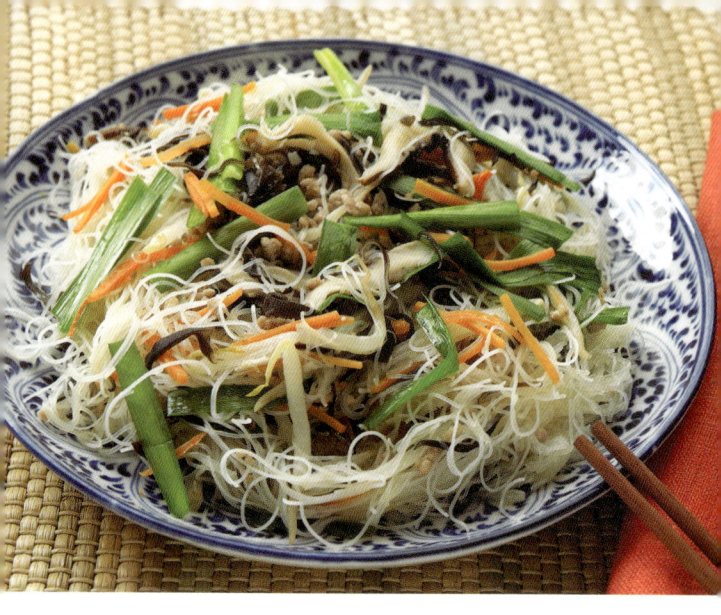

焼きビーフン

エネルギー	脂質	コレステロール	食物繊維	食塩
362 kcal	14.0 g	23 mg	2.4 g	2.3 g

> 組み合わせるなら

- **えびワンタン**（p52）→えびに含まれるカルシウムやたんぱく質を加える。
- **ヘルシー納豆ぎょうざ**（p56）→納豆に含まれる植物性たんぱく質やビタミンKを加える。

材料(2人分)

ビーフン(乾)100g　干ししいたけ2枚　きくらげ2g
にんじん30g　にら20g　もやし50g　豚ひき肉60g
油大さじ1
🅐[塩小さじ1/3　しょうゆ大さじ1　酒大さじ1
　ごま油小さじ1]

作り方

① ビーフンは熱湯で戻す。干ししいたけは水で戻し薄切り、きくらげは水で戻しせん切りにする。
② にんじんはせん切り、にらは4cm長さに切る。もやしは洗って水気をきる。
③ フライパンに油を熱し、豚ひき肉を炒め入れ、色が変わってきたら、しいたけときくらげ、野菜を加える。
④ ❸に🅐を加えて煮立て、ビーフンを加え炒める。

ポイント

- 豚肉には、疲労回復に役立つビタミンB_1がたっぷり含まれている。
- ビーフンに肉や野菜などの具をたくさん加えることで、栄養バランスが整い、おいしさも増す。
- ビーフンは米の粉を使っためん。米にはグルテンが含まれていないので、すぐに切れてしまいそうだが、ビーフンはめん状にした後、一度でんぷんを老化(βでんぷん化)させることによって強いめんになる。

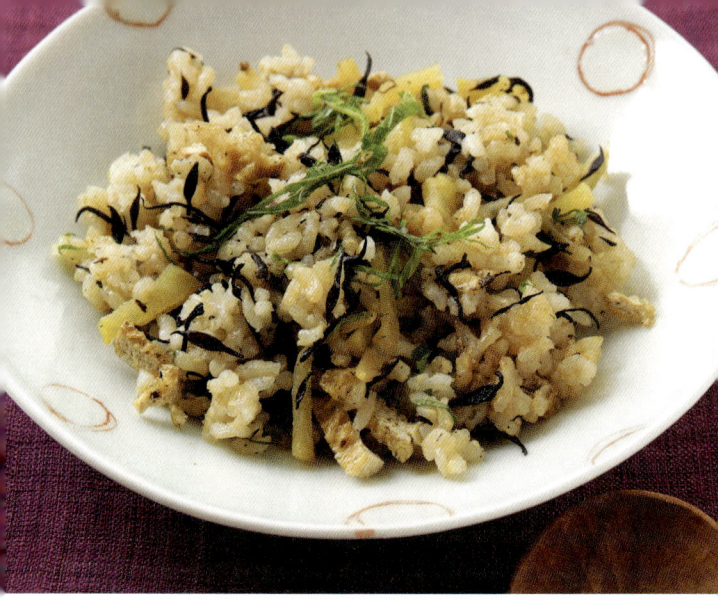

ひじきチャーハン

エネルギー	脂質	コレステロール	食物繊維	食塩
337 kcal	10.7 g	0 mg	3.3 g	1.0 g

組み合わせるなら

- まぐろとわけぎのぬた（p42）→まぐろの良質なたんぱく質と、わけぎのビタミンKや葉酸を加える。
- さばの南蛮漬け（p44）→さばに含まれるビタミンDが、ひじきのカルシウム吸収を助ける。

材料（2人分）

玄米ごはん280g　ひじき(乾)2g　油揚げ20g
たくあん40g　青じそ2枚　油大さじ1
しょうゆ小さじ1　酒小さじ1

作り方

① ひじきはたっぷりの水につけて戻し、水洗いしてざるにあげる。
② 油揚げは熱湯に通して油抜きをし、細切りにする。
③ たくあん、青じそはせん切りにする。
④ 熱したフライパンに油をなじませ、ひじき、油揚げを炒める。
⑤ たくあん、玄米ごはんを加えさっと炒めたら、しょうゆ、酒で味を調え、火を止めてから青じそを混ぜ合わせる。

ポイント

- ひじきには、骨粗しょう症の予防に役立つカルシウム、ナトリウムを排泄し、血圧を下げる働きがあるカリウム、体内の酵素の働きを助けるマグネシウム、貧血予防に役立つ鉄などミネラルがたっぷり。また抗酸化作用のあるポリフェノールも多く、血液中の脂質やコレステロールの酸化を防いで、生活習慣予防に効果を発揮する。
- 玄米は食物繊維がたっぷりなのでゆっくりよく噛んで食べると、満足感があり腹もちもよく、ダイエット効果が期待できる。また便の量を増やし、おなかの調子を整えるので便秘予防にもなる。

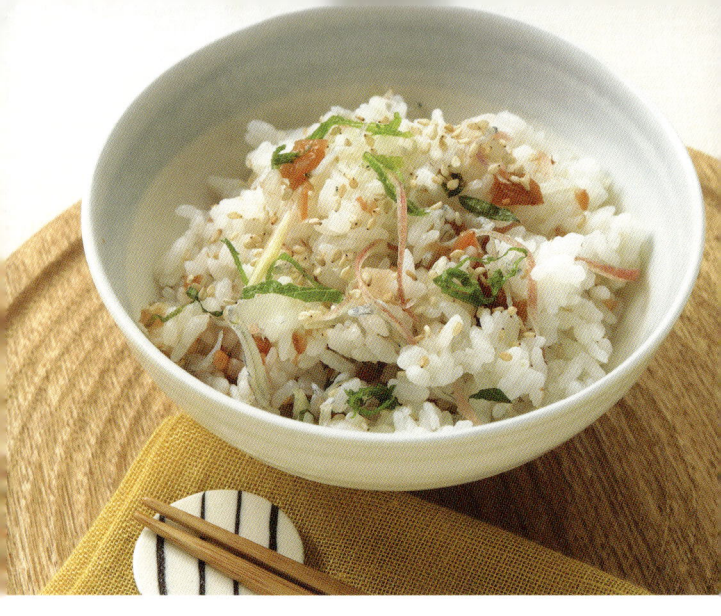

みょうがとじゃこの梅ごはん

エネルギー	脂質	コレステロール	食物繊維	食塩
263 kcal	1.6 g	28 mg	0.9 g	1.3 g

組み合わせるなら

- **鶏だんごとかぶの煮物**（p40）→梅干しに塩分があるので、おかずは薄味のものを組み合わせるとよい。
- **ヘルシー納豆ぎょうざ**（p56）→ごはん（米）に不足しがちなリジン（必須アミノ酸）が豊富な納豆を加える。

材料（2人分）

玄米ごはん280g　みょうが1個　青じそ1枚
梅干し2個（10g）　ちりめんじゃこ10g
いりごま（白）小さじ1

作り方

① みょうが、青じそはせん切りにする。一度水に放ったら水気をきる。
② 梅干しは種を取り、果肉をあらくたたく。
③ ごはんにちりめんじゃこと❶❷を加え、さっくり混ぜて器に盛りつける。仕上げにごまをふりかける。

ポイント

- ちりめんじゃこは、日本人が不足しがちなカルシウムを豊富に含む食品だが、コレステロールも高め。野菜や海藻など食物繊維を多く含んだ食品と一緒にとることで、コレステロールの吸収を抑えられる。
- みょうがには、体内の水分量を調整するカリウムがたっぷり含まれている。また、独特の香りと辛みの成分には、食欲増進効果がある。
- しそは、カルシウムとβ-カロテンが多い。とくに高い免疫力効果をもつβ-カロテンの含有量は緑黄色野菜の中でもトップクラス。
- 玄米や雑穀米で作ってもおいしい。

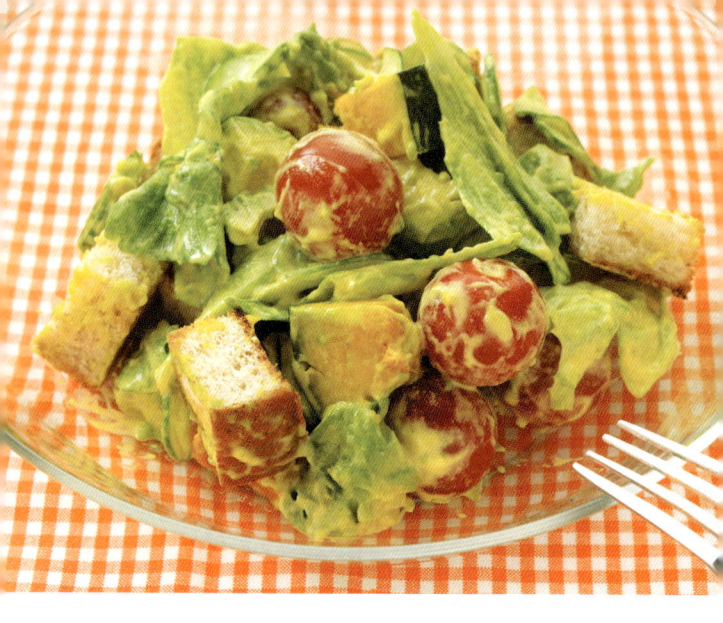

ライ麦パンサラダ

エネルギー	脂質	コレステロール	食物繊維	食塩
314 kcal	19.9 g	8 mg	5.6 g	0.9 g

組み合わせるなら

- **たことエリンギのイタリア風炒め**（p54）→いかの豊富なたんぱく質、タウリンを組み合わせる。いかは低エネルギーなので、エネルギー量高めのサラダにぴったり。ただし、エネルギー量は高めなので食べる量に注意する。
- **かきのチャウダー**（p98）→良質のたんぱく質のほかビタミンやミネラルが豊富なかきのスープを組み合わせる。

材料（2人分）

ライ麦パン60g　レタス30g　アボカド1/2個
きゅうり100g　ミニトマト100g　かぼちゃ50g
🅐 [サラダ油小さじ1　酢大さじ1
　マヨネーズ大さじ2・1/3　マスタード小さじ2]

作り方

① ライ麦パンは2cm角に切って、オーブントースターで軽く焼きめがつく程度に焼く。
② レタスは食べやすい大きさにちぎり、アボカドは縦に切って皮をむき、種を取ってひと口大に切る。きゅうりは小口切りにし、ミニトマトはへたを取る。
③ かぼちゃは、2cm角に切り、ラップに包んで電子レンジで1～2分加熱する。
④ ボウルに🅐を入れよく混ぜる。❶❷❸を加え、さっくりと混ぜ合わせ盛りつける。

ポイント

- ライ麦パンや玄米、胚芽米には、ビタミンB_1やミネラル、食物繊維など、代謝をよくする栄養素が豊富に含まれている。
- アボカドの脂肪はコレステロールはなく、動脈硬化を予防する不飽和脂肪酸、オレイン酸が豊富に含まれ、オリーブオイルに似た性質をもつ。ビタミンC、B_2、Eも多い。ただしエネルギーは高いので食べる量に注意する。
- パンを玄米フレークなどに代えてもおいしい。

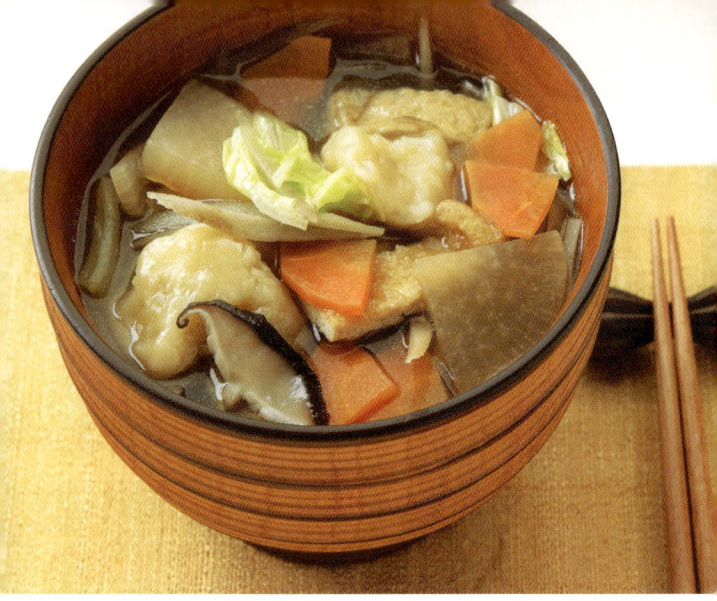

具だくさんすいとん

エネルギー	脂質	コレステロール	食物繊維	食塩
209 kcal	4.0 g	0 mg	4.4 g	2.5 g

組み合わせるなら

- **あじのかき揚げ**（p46）→たんぱく質が豊富な魚や肉料理を組み合わせる。あじはたんぱく質や不飽和脂肪酸だけでなく、カルシウムやビタミンD、B_2も含まれている。
- **いわしの蒲焼き**（p48）→たんぱく質が豊富で、必須アミノ酸をバランスよく含んだいわしをプラス。

材料（2人分）

だいこん100g　にんじん20g　しいたけ1枚
はくさい20g　ごぼう30g　油揚げ20g
すいとん［小麦粉70g　水50g］
水2カップ　和風だしのもと小さじ1
しょうゆ大さじ1　酒大さじ1/2　塩小さじ1/4

作り方

① だいこん、にんじんは皮をむいて5mm厚さのいちょう切り、しいたけは薄切り、はくさいは食べやすい大きさに切る。ごぼうはよく洗ってからささがきにして水にさらす。
② 油揚げは、熱湯に通して油抜きをし、短冊に切る。
③ 鍋に水、和風だしのもと、❶❷を入れ、やわらかくなるまで煮る。
④ 小麦粉に水を加えて練り、すいとんを作る。
⑤ 野菜が煮えたら、しょうゆ、酒、塩で調味し、❹をスプーンで落とし、浮き上がったらできあがり。

ポイント

- だいこん、にんじん、はくさいには**抗酸化作用の強いビタミンAやCが豊富に含まれており、動脈硬化予防に役立つ。**
- **いも類やかぼちゃ、コーンがたっぷり入った汁物（スープ）は、主食がなくてもボリュームがあり腹もちがよいので、忙しくて食事がきちんととれないときにもおすすめ。**
- **具は決まったものはないので、冷蔵庫にあるあまりものでよい。**

もう1品！

ブロッコリーのからしあえ

27kcal　食塩1.0g

材料（2人分）
ブロッコリー120g　しょうゆ大さじ2/3
溶きがらし小さじ1/3

作り方
① ブロッコリーは小房に分け、色よくゆでる。
② しょうゆと溶きがらしをよく混ぜ、ブロッコリーとあえる。

すきこんぶの煮物

41kcal　食塩1.1g

材料（2人分）
すきこんぶ3g　にんじん40g　生しいたけ1枚
だし汁1カップ　酒大さじ1
しょうゆ大さじ2/3　みりん大さじ1

作り方
① すきこんぶは水で戻し、洗って水気をきる。にんじんはせん切り、生しいたけは薄切り。
② 鍋に❶とだし汁を入れて火にかける。沸騰したら酒を加え、やわらかくなるまで煮る。
③ しょうゆ、みりんを加え水気がなくなるまで煮る。

主　菜

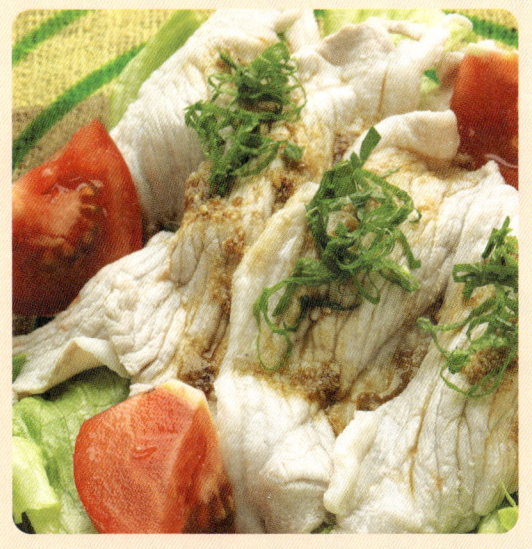

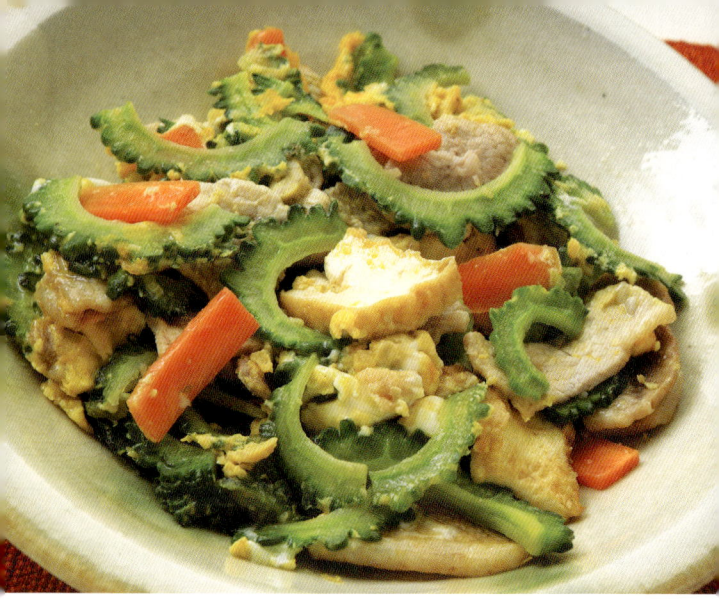

ゴーヤチャンプル

エネルギー	脂質	コレステロール	食物繊維	食塩
294 kcal	23.2 g	96 mg	2.0 g	2.0 g

組み合わせるなら

- しゅんぎくときのこのおひたし（p70）→食物繊維をさらに加えてボリュームアップ。
- 夏野菜のカレースープ（p92）→スパイスの効いたカレー風味との組み合わせは食欲増進が期待できる。しょうがも脂肪の消化を助けてくれる。

材料（2人分）

ゴーヤ100g　にんじん20g　しょうが1かけ
豚ロース肉40g　生揚げ80g　卵小1個　ごま油大さじ2
酒大さじ2　塩小さじ1/3　こしょう少々
しょうゆ小さじ2

作り方

① ゴーヤは縦半分に切り、スプーンで種とわたを取り除き、薄く切る。にんじんは短冊切り、しょうがはみじん切りにしておく。
② 豚肉はひと口大、生揚げは油抜きをし、厚さ5mmの短冊に切る。
③ フライパンにごま油を熱し、しょうがを入れて炒める。香りがたったら豚肉を炒める。色が変わってきたらにんじん、ゴーヤを加えて炒め、酒、塩・こしょうで調味する。
④ ゴーヤの色が鮮やかになってきたら溶きたまごを流し込み、少しかたまってきたら、軽く混ぜ合わせる。
⑤ しょうゆを加えて仕上げる。

ポイント

- 卵はコレステロールを気にして避ける人も多いが、血中コレステロールを下げる野菜や魚と一緒に食べるようにすればよい。
- LDLが酸化すると動脈硬化の原因となるので、日頃から抗酸化作用のあるビタミンC、E、β−カロテンなどを含む食品をとるとよい。ゴーヤをはじめとする緑黄色野菜や大豆製品、植物油、果物や緑茶、ココアなどに豊富。

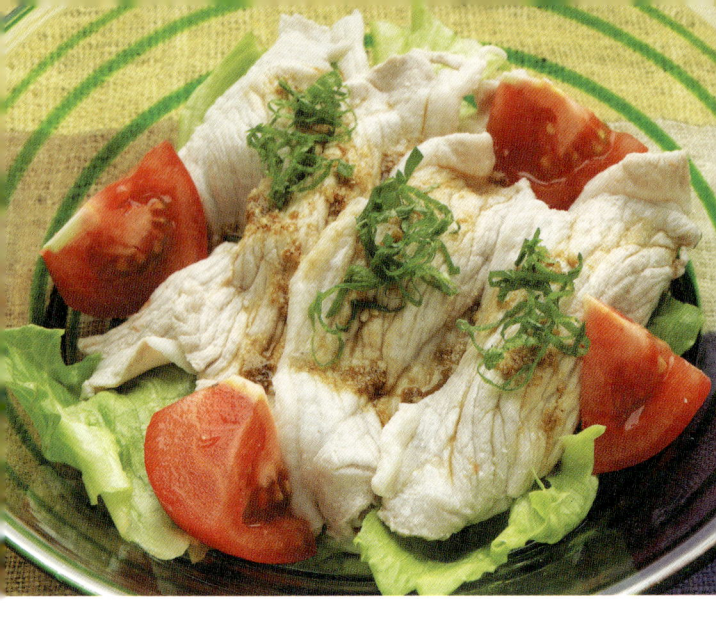

豚しゃぶサラダ

エネルギー	脂質	コレステロール	食物繊維	食塩
189 kcal	9.3 g	54 mg	1.0 g	1.4 g

組み合わせるなら

- **ひじきチャーハン**（p20）、**みょうがとじゃこの梅ごはん**（p22）、**具だくさんすいとん**（p26）→食物繊維のたっぷりの主食と組み合わせるとバランスのよい献立になる。
- **こまつなと油揚げのソテー**（p68）→食物繊維と葉酸、ビタミンA、カルシウム、鉄のたっぷりなこまつなを加える。葉酸はビタミンB群のひとつで、たんぱく質の代謝を助ける。

材料（2人分）

豚もも肉（薄切り）160g　レタス40g　トマト100g
青じそ1枚　ねぎ20g　しょうが1かけ
ごまだれ［白ごま大さじ1/2　みりん大さじ1/2　しょうゆ大さじ1］

作り方

① 鍋に湯を沸かし、ぶつ切りにしたねぎとしょうがを加え、豚肉を色が変わるまで1枚ずつゆでる。
② ゆでた豚肉は冷水に取って冷やし、ザルに並べて水気をきっておく。
③ レタスは食べやすくちぎり、トマトもひと口大に切る。青じそはせん切りにする。
④ ごまはよくすり、みりん、しょうゆを加えて、ごまだれを作る。
⑤ 器にレタス、トマトを彩りよく並べ豚肉をのせる。❹のごまだれをかけ、青じそを散らす。

ポイント

● 豚赤身肉には、牛肉の10倍ものビタミンB_1が含まれている。糖質を分解し、エネルギーに変える際に必要なビタミンで、疲労回復に役立つ。また、豚肉は牛肉や鶏肉に比べて不飽和脂肪酸の占める割合が高く、とくに肩やロース肉はコレステロールの量が少ないのも特徴。

● 肉類には日常不足しやすい野菜をたっぷり添える習慣を。野菜はゆでたり、蒸した温野菜だと量を多く食べられる。

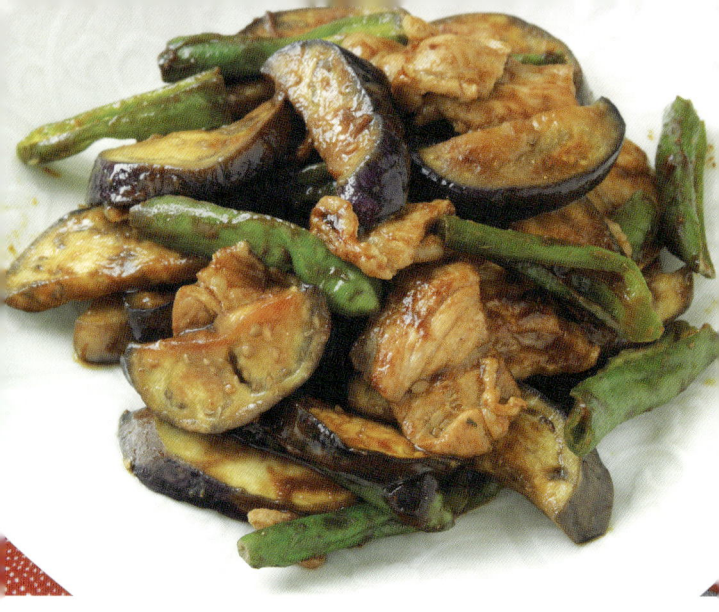

豚肉となすのみそ炒め

エネルギー	脂質	コレステロール	食物繊維	食塩
277 kcal	19.7 g	20 mg	3.8 g	1.9 g

組み合わせるなら

- **香味冷やっこ**（p58）→植物性のたんぱく質を加えることで、さらに栄養バランスがよくなる。
- **ほうれんそうとしめじの白あえ**（p66）→食物繊維たっぷりのほうれんそうときのこを加えることで、コレステロールの排泄に役立つ。また、ほうれんそうのビタミンCやカルシウムもとれる。

材料(2人分)

豚ロース肉60g　なす200g　ししとうがらし40g
にんにく1片　油大さじ2
Ⓐ[赤みそ大さじ1・1/3　酒大さじ1　砂糖小さじ2
　しょうゆ小さじ2/3]

作り方

① 肉はひと口大、なすは食べやすい大きさに切っておく。ししとうがらしはへたと種を除いておく。にんにくは薄切りにする。
② 熱したフライパンに油、にんにくを入れ、豚肉を炒める。
③ なす、ししとうがらしを加え、中火で炒める。
④ しんなりとしてきたらⒶを加え、仕上げる。

ポイント

- なすの色素ナスニンには、コレステロール値を低下させる働きがあり、動脈硬化予防などの生活習慣予防効果が期待できる。
- ししとうがらしには、動脈硬化を防ぎ、血栓ができるのを抑えるピラジン類が含まれている。同様の効果が期待できる成分にIPA（EPA）、イソフラボン、カテキン類、柑橘類などがある（魚油、ほうれんそう、グリーンアスパラガス、トマト、しそ、ねぎ、にんにくなど）。
- 冷めてもおいしいので、たっぷり作っておくとお弁当にも便利。

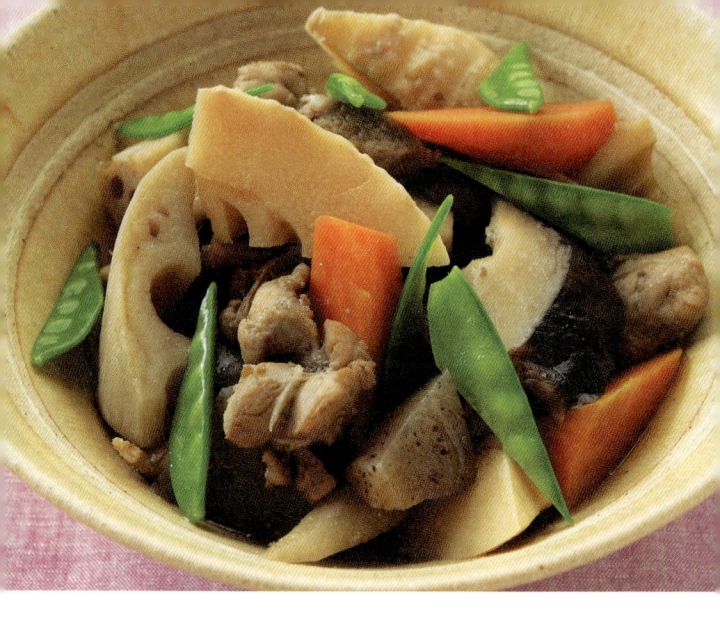

筑前煮

エネルギー	脂質	コレステロール	食物繊維	食塩
242 kcal	11.0 g	29 mg	6.4 g	2.2 g

組み合わせるなら

- あさりのオイスター炒め（p60）→コレステロール値を下げる働きがあるタウリン、鉄がたっぷりのあさりを加える。
- ほうれんそうとしめじの白あえ（p66）→筑前煮はしっかり味を含んだメニューなので、薄味で食感の違ったものを組み合わせる。

材料(2人分)

鶏もも肉60g　Ⓐ[しょうゆ小さじ2/3　酒小さじ1]
ゆでたけのこ60g　にんじん80g　れんこん100g
ごぼう50g　こんにゃく100g　干ししいたけ3枚
干ししいたけの戻し汁1カップ　さやえんどう10g
ごま油大さじ1　砂糖大さじ1　しょうゆ大さじ1・1/3
みりん大さじ1/2

作り方

① 鶏肉はひと口大に切りⒶをふりかけ10分漬けておく。干ししいたけは水で戻す。
② ゆでたけのこ、にんじん、れんこん、ごぼう、こんにゃくは乱切り、干ししいたけはそぎ切りにする。
③ 鍋に半分量のごま油を熱し、鶏肉を中火で炒め、色が変わったら皿に取り出しておく。
④ 残りのごま油を❸の鍋に加えて、❷の材料を炒める。炒めた鶏肉と干ししいたけの戻し汁を入れ、砂糖、しょうゆで調味し、弱火で20分煮る。
⑤ みりんを加え、さっと煮る。ゆでて斜め切りにしたさやえんどうを混ぜ合わせてできあがり。

ポイント

● **良質のたんぱく質(鶏肉)やビタミン(にんじん、干ししいたけ)、食物繊維(ごぼう、こんにゃく)などの優秀な食材がたっぷり使われた栄養バランスのよい、満腹感も得られるメニュー。それぞれ食材からの風味があるので薄味に仕上げる。**

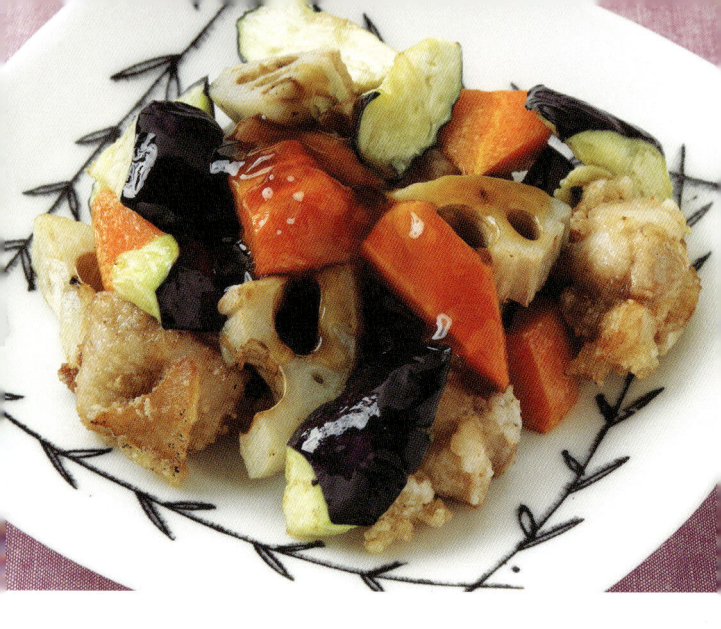

鶏肉と野菜の黒酢あえ

エネルギー	脂質	コレステロール	食物繊維	食塩
390 kcal	26.5 g	59 mg	2.0 g	1.4 g

組み合わせるなら

- **しゅんぎくときのこのおひたし**（p70）→緑黄色野菜を組み合わせる。ビタミンAが豊富で、カルシウム、鉄、カリウムも多く含むしゅんぎくは、血圧を下げ、精神安定作用がある。
- **だいこんと油揚げの和風サラダ**（p72）→主菜が揚げ物なので、消化を促す酵素ジアスターゼが豊富なだいこんと組み合わせる。

材料（2人分）

鶏もも肉120g　片栗粉大さじ2
🅐[しょうゆ小さじ1　酒小さじ1　しょうが汁小さじ1]
にんじん40g　なす70g　れんこん60g　揚げ油適量
🅑[黒酢大さじ2　水1/4カップ　砂糖大さじ1
　酒小さじ1　しょうゆ小さじ2]
水溶き片栗粉（片栗粉小さじ1　水大さじ2）

作り方

① 鶏肉は食べやすい大きさに切り、🅐で下味をつける。片栗粉をまぶす。
② にんじん、なすは、ひと口大の乱切り、れんこんは、1cm厚さの輪切り（大きければさらにいちょう切り）にする。
③ 揚げ油を170度に熱し、鶏肉と野菜を揚げる。
④ 鍋に🅑を入れ、煮立ってきたら水溶き片栗粉を加えてとろみをつける。
⑤ 油を切った③を器に盛り付け、④の黒酢あんをかける。

ポイント

- たんぱく質のおかずを毎回の食事で必ずとらなくてはいけないが、とり過ぎにも注意する。から揚げばかりを食べてしまうのではなく、たっぷりの野菜と一緒に食べることを心がける。
- 鶏肉を油で揚げるので脂肪が多めになるが、クエン酸が豊富な黒酢を加えることで、エネルギー代謝を促進させる。

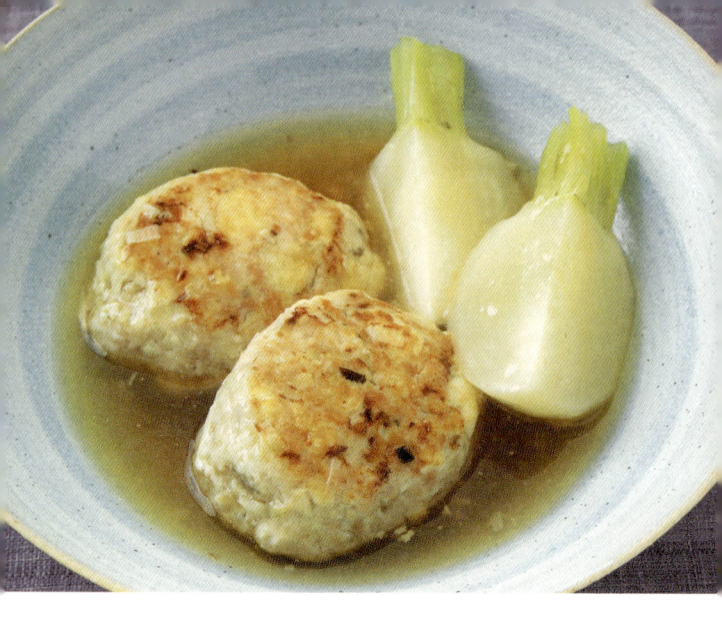

鶏だんごとかぶの煮物

エネルギー	脂質	コレステロール	食物繊維	食塩
290 kcal	10.9 g	57 mg	2.3 g	2.6 g

組み合わせるなら

- **にらともやしのピリ辛炒め**（p64）→にらのビタミンA、B_1、C、カルシウムを補う。
- **こまつなと油揚げのソテー**（p68）→食物繊維と葉酸、ビタミンA、カルシウム、鉄のたっぷりなこまつなを加える。葉酸はビタミンB群のひとつで、たんぱく質の代謝を助ける。

材料（2人分）

鶏だんご［鶏ひき肉150g　木綿豆腐100g　ねぎのみじん切り30g　しいたけみじん切り10g　しょうがみじん切り10g　片栗粉小さじ1　酒小さじ1　塩少々］
かぶ100g　油小さじ1
🅐［だし汁1カップ　酒大さじ3　しょうゆ大さじ1・1/3　みりん大さじ2］
水溶き片栗粉［片栗粉小さじ1　水小さじ2］

作り方

① 豆腐は水気をきり、ボウルに入れつぶしておく。
② 鶏だんごの材料を全部加え、よく練り混ぜる。4等分にして小判型にまとめ、油を熱したフライパンで両面を焼く。
③ かぶは茎を2cm残し、皮をむいて1/4に切る。
④ 鍋に🅐を煮立て、❷とかぶを入れて15分煮る。
⑤ ❹に水溶き片栗粉を入れてとろみをつける。

ポイント

- かぶの根（白い部分）と葉は、新しいうちに切り離しておく。根の部分は淡色野菜でジアスターゼ（アミラーゼ）などの消化酵素を含んでいる。
- かぶの葉は、ビタミンC、カロテン、カルシウムの豊富な緑黄色野菜なので、ゆでる、炒める、汁物の青みなどに利用できる。冷凍保存も可能。

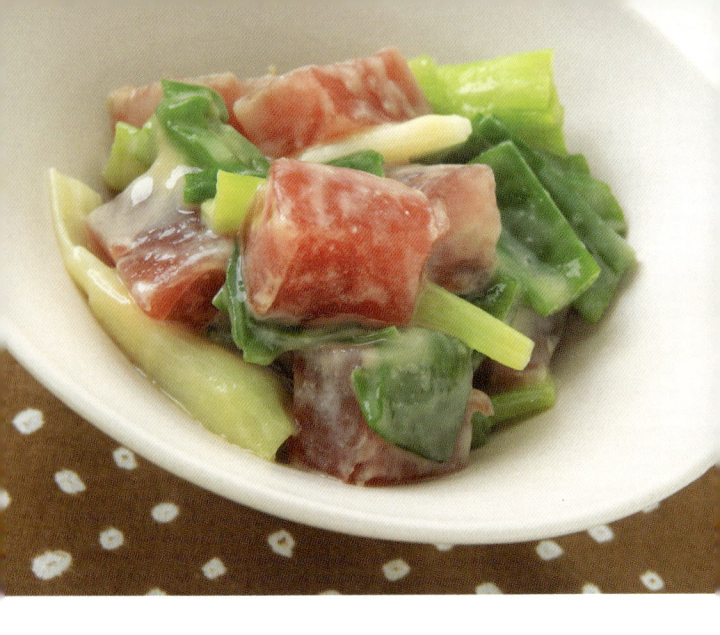

まぐろとわけぎのぬた

エネルギー	脂質	コレステロール	食物繊維	食塩
142 kcal	1.9 g	30 mg	2.3 g	2.6 g

組み合わせるなら

- にらともやしのピリ辛炒め（p64）→にらのビタミンA・B₂・C・Eがまぐろに含まれる鉄の吸収を高める。
- しゅんぎくときのこのおひたし（p70）、だいこんと油揚げの和風サラダ（p72）→だいこんやしゅんぎくのビタミンCをプラス。

材料（2人分）

まぐろ（刺身用）120g　わけぎ100g　白みそ大さじ2
砂糖小さじ2　酢大さじ1　練りからし少々
酒小さじ3/4　しょうゆ小さじ2/3

作り方

① まぐろはぶつ切りにして、酒としょうゆをふっておく。
② わけぎは、たっぷりの熱湯に根のほうから先に入れ、全体をさっとゆでる。ざるに広げ、冷ましたら3cm長さに切る。
③ ボウルに白みそ、砂糖を入れ、よく練り混ぜる。とろりとなったら酢、練りからしを加え、さらによく練る。
④ ❸にまぐろとわけぎを入れ、あえる。

ポイント

- まぐろの赤身や血合いの部分には鉄、たんぱく質が多い。トロには、過酸化脂質の生成を防ぎ、血管の老化予防作用があるビタミンEが豊富。さらに、血栓を作りにくくする、動脈硬化の予防に効果のあるIPAもたっぷり。ただし、トロはエネルギー量がとても高く、赤身の3倍なので食べる量に注意して。
- わけぎやあさつきには、ビタミンやミネラルが豊富に含まれている。

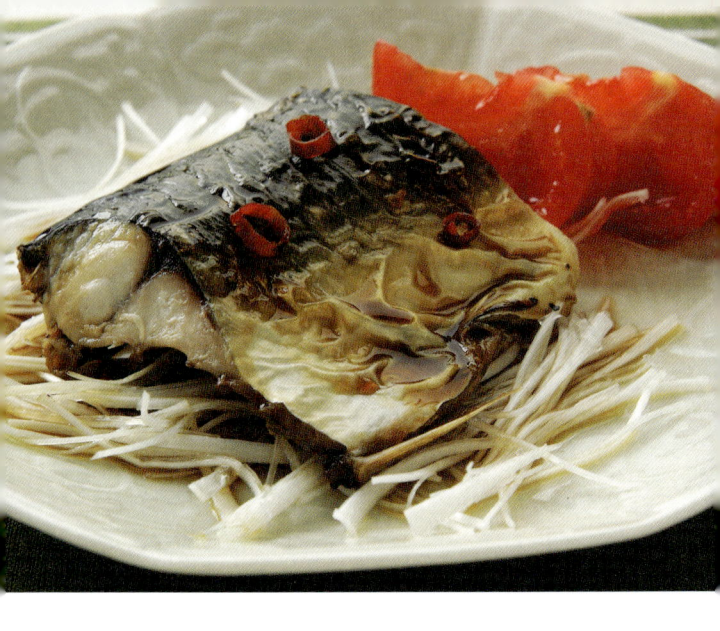

さばの南蛮漬け

エネルギー	脂質	コレステロール	食物繊維	食塩
193 kcal	9.8 g	52 mg	1.1 g	1.6 g

組み合わせるなら

- 油揚げとだいこんの和風サラダ（p72）→だいこんの食物繊維やビタミンCをプラス。
- れんこんステーキ（p82）→れんこんの食物繊維とビタミンC、かぼちゃのカリウムをプラス。

材料（2人分）

さば2切れ（1切れ80g）　ねぎ50g　トマト100g
❹［しょうゆ大さじ1　酢大さじ1　砂糖小さじ1
　　赤とうがらし1本］

作り方

① さばの切り身は、きれいな焼きめがつくように焼く。
② 赤とうがらしは種を取り除いて小口切りにしておく。鍋に❹の材料を全部入れ、ひと煮立ちさせる。
③ 焼きあがったさばを熱いうちに❷に加え、30分漬けこんでおく。
④ ねぎの白い部分をせん切りにし、水にさらしてパリッとさせ、白髪ねぎにする。
⑤ 白髪ねぎを水きりして器に敷き、さばを盛りつけ、くし切りにしたトマトもきれいに盛りつける。

ポイント

- **南蛮漬け（赤とうがらし、酢、ねぎ）にすること**で、さばのくさみを消し、おいしく食べることができる。くさみ消しには「みそ煮」（みそ、しょうが）、「しめさば」（酢）などの方法もある。
- さばだけでなくほかの魚を使ってもおいしい。
- さんまやさば、いわし、ぶりなどにはLDLコレステロールを減らし、HDLコレステロールを増やすIPAやDHAがたくさん含まれている。

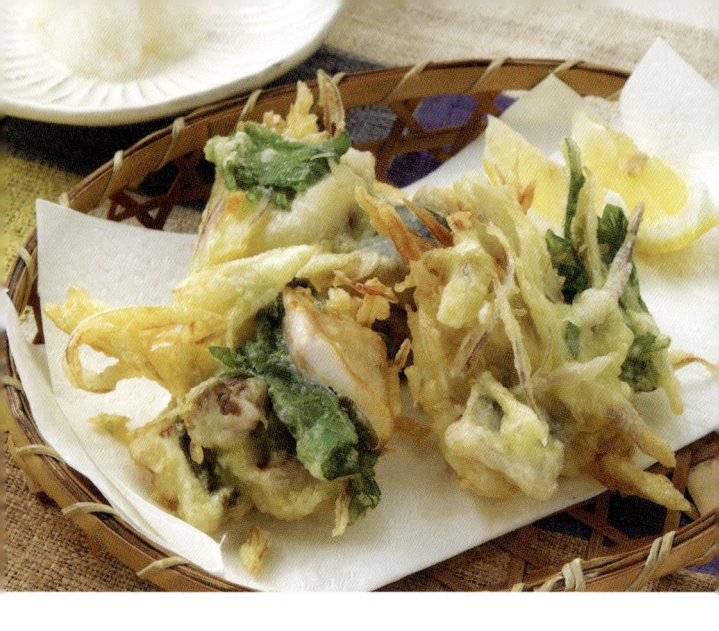

あじのかき揚げ

エネルギー	脂質	コレステロール	食物繊維	食塩
375 kcal	22.1 g	77 mg	1.6 g	0.5 g

組み合わせるなら

- だいこんと油揚げの和風サラダ（p72）→主菜が揚げ物なので、消化を促す酵素ジアスターゼが豊富なだいこんと組み合わせる。
- れんこんのきんぴら（p90）→れんこんの豊富な食物繊維やビタミンCをプラス。

材料(2人分)

あじ2尾(200g)　みょうが3個　青じそ4枚
だいこん60g　レモン適量　天ぷら粉1/3カップ
水1/3カップ　揚げ油適量

作り方

① あじは3枚におろし、骨をきれいに取り、ひと口大に切る。
② みょうがは縦に薄切り、青じそは4等分に切る。
③ だいこんはおろして、水気をきる。
④ ボウルに天ぷら粉、水を入れ、滑らかに混ぜて衣を作る。
⑤ 油を160～170度に熱し、❶❷を衣にさくっと混ぜて、適量ずつ揚げる。かたまりにならないように広げながら揚げ、油をよくきる。
⑥ 器に盛り、だいこんおろしとレモンを添える。

ポイント

● あじの脂肪分は、DHAやIPAなどの不飽和脂肪酸。血中のコレステロール値を下げたり、血圧を正常に保ち、動脈硬化、高血圧、脳血管疾患などを予防し、抗がん作用があることが明らかになっている。また、カルシウム、ビタミンD、B₂も豊富に含まれている。

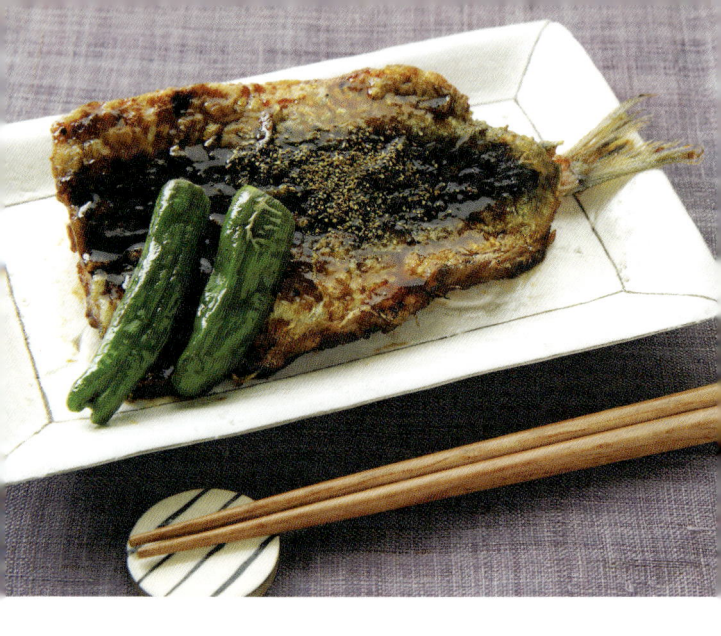

いわしの蒲焼き

エネルギー	脂質	コレステロール	食物繊維	食塩
286 kcal	16.0 g	65 mg	0.9 g	1.6 g

組み合わせるなら

- **あさり入りふんわりおから**（p84）→おからに含まれる食物繊維を補う。食物繊維の多いおかずはボリュームがあるだけでなく、腹もちがよく、間食を防ぐ効果がある。
- **バナナとかぼちゃのジュース**（p108）→いわしに含まれるリンと牛乳に豊富なカルシウムが結びつくことで、骨に沈着するリン酸カルシウムとなる。

材料(2人分)

いわし2尾(1尾100g)　酒小さじ2　しょうが汁少々
ししとうがらし4本　ごま油小さじ1　片栗粉小さじ2
しょうゆ大さじ1　みりん小さじ2　砂糖小さじ1
粉さんしょう少々

作り方

① いわしはうろこ、頭、腹わたを取り除いて開き、骨を取る。酒としょうが汁をふり15分ほどおく。
② ししとうがらしは、へたと種を除く。
③ フライパンにごま油を熱し、水気を拭き、片栗粉をまぶしたいわしを両面黄金色に焼く。
④ しょうゆ、みりん、砂糖をよく混ぜ、❸にからめる。
⑤ いわしを取り出したフライパンにししとうがらしを加え、たれをからめながら火を通す。
⑥ 器にいわしとししとうがらしを盛り、たれが残っていればいわしにかける。好みで粉さんしょうをかける。

ポイント

- いわしは、不飽和脂肪酸のDHAとIPAが豊富。これらの脂肪は、血中コレステロール値を低下させ、血液を固まりにくくする働きがある。
- さんまやあじでも同じように作れる。
- ごはんに蒲焼きやせん切りキャベツ、ほうれんそうのおひたしなどを一緒にのせるとおいしい丼のできあがり。

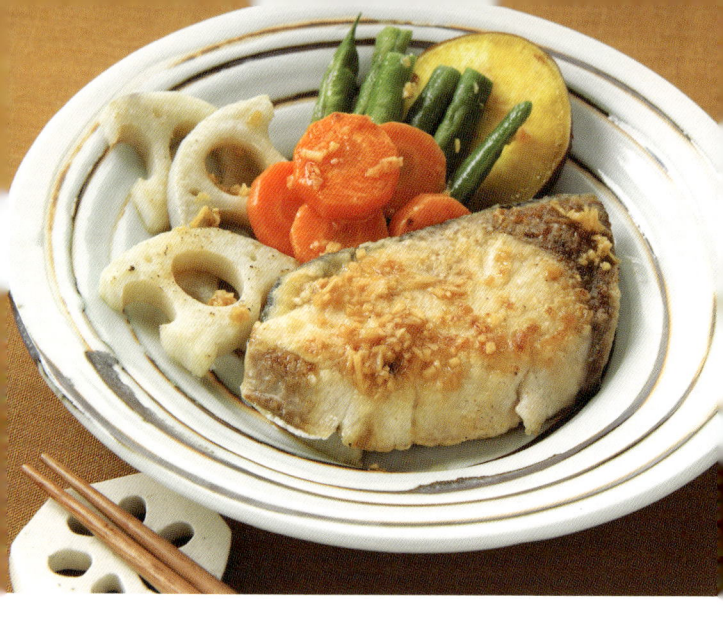

ぶりソテー黒酢漬け

エネルギー	脂質	コレステロール	食物繊維	食塩
376 kcal	22.2 g	58 mg	2.1 g	2.9 g

組み合わせるなら

- **こまつなと油揚げのソテー**（p68）→ビタミンの多いぶりと鉄やカルシウムなどミネラルがたっぷりのこまつなを一緒にとることで、カルシウム吸収率がぐんとアップする。
- **冷製ポテトスープ**（p94）→主菜が少し塩分多めなので、ナトリウムを排泄する効果のあるカリウムを豊富に使ったじゃがいものスープと組み合わせる。

材料（2人分）

ぶり2切れ（1切れ80g）
ぶりの下ごしらえ [小麦粉小さじ1　塩少々　黒こしょう少々]　れんこん60g　にんじん30g　さつまいも50g
いんげん30g　油小さじ2
Ⓐ[黒酢大さじ2　しょうゆ大さじ2弱　砂糖小さじ2
　しょうがみじん切り10g　ごま油小さじ2]

作り方

① ぶりは塩・こしょうをふり、小麦粉をまぶす。
② れんこんは半月切り、にんじんはひと口大、さつまいもは1cm厚さの輪切り、いんげんは筋を取り、それぞれ下ゆでする。
③ フライパンに半量の油を熱して、❶を両面焼き、皿に取り出す。
④ ❸のフライパンに残りの油を加え、❷を弱火できれいな焼き色がつくまで焼く。
⑤ 器にぶり、野菜を盛りつけ、Ⓐをよく混ぜてからかける。

ポイント

- ぶりはたんぱく質が多く、ビタミンやミネラルもバランスよく含んでいる。血合い部分は肝機能を強化し、疲労回復に効果的なタウリンも豊富。冬のぶりは脂質が多く、高エネルギーだが、DHAやIPAも豊富なので、量に気をつけて。
- 黒酢は、壺に入れた原料を屋外で長期間熟成させたもの。豊富なアミノ酸が糖分と反応することで、熟成するにつれて黒い色に変化する。

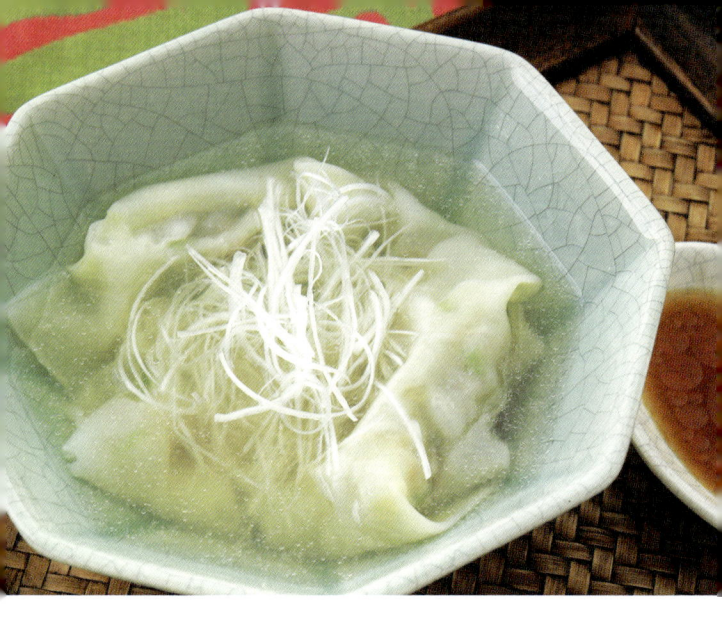

えびワンタン

エネルギー	脂質	コレステロール	食物繊維	食塩
123 kcal	2.9 g	52 mg	2.1 g	1.6 g

※たれ使用時

組み合わせるなら

- **みょうがときゅうりの納豆あえ**（p74）→えびはコレステロール含有量がやや高めなので、コレステロールゼロの納豆メニューを組み合わせる。食物繊維もプラスできる。
- **いかとところてんのお刺身サラダ**（p88）→食物繊維が豊富で、ナトリウムを排泄しコレステロール値を下げる働きのあるわかめを加える。

材料（2人分）

むきえび60g　酒小さじ2/3　にら10g
しょうが1かけ　れんこん60g　ねぎ100g
片栗粉小さじ2/3
🅐［塩小さじ1/3　ごま油小さじ1　黒こしょう少々］
ワンタンの皮16枚　たれ［しょうゆ小さじ1
　酢大さじ1　ラー油少々］

作り方

① えびは背わたを取り、ざく切りにし、酒と混ぜ合わせる。
② にらは1cm長さに切る。しょうがは細かく刻む。
③ れんこんは皮をむき、水にさらしてから包丁で細かくたたく。
④ ねぎは5cm長さに切り、白髪ねぎにする。
⑤ ボウルに❶❷❸を入れ、片栗粉、🅐を加え、よくこねる。
⑥ ❺をワンタンの皮で包み、たっぷりの熱湯でゆでる。
⑦ 器に盛りつけ、白髪ねぎをたっぷり添える。たれはお好みで。

ポイント

● えびは胆汁酸の分泌を促進し、余分なコレステロールを排出するタウリンを含む。
● ぎょうざの皮で包んでもOK。ただし、えびはゆでたほうがぷりぷりするので、焼きぎょうざよりも水ぎょうざにするのがおすすめ。

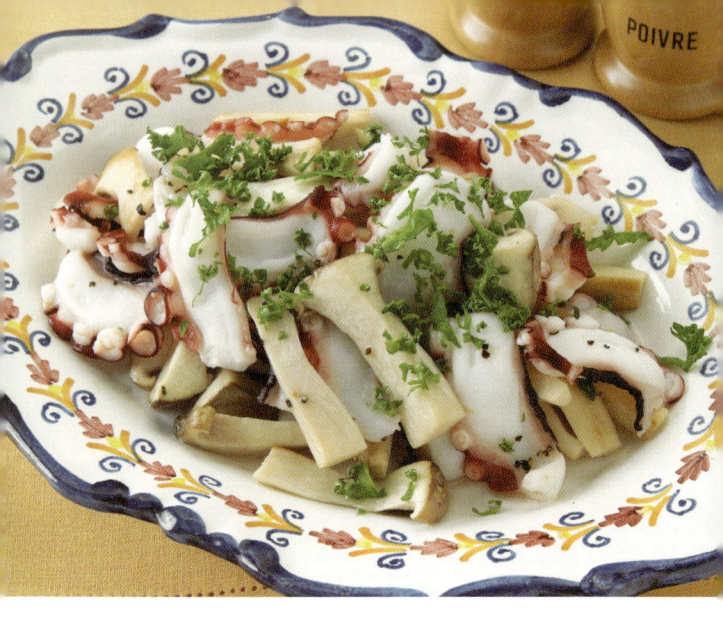

たことエリンギのイタリア風炒め

エネルギー	脂質	コレステロール	食物繊維	食塩
156 kcal	8.0 g	90 mg	4.3 g	1.9 g

組み合わせるなら

- しゅんぎくときのこのおひたし（p70）→たこに含まれる銅の吸収をしゅんぎくのビタミンAが助ける。食物繊維もたっぷり。
- かきのチャウダー（p98）→かきのビタミンやミネラル、牛乳のカルシウムをプラス。

材料（2人分）

ゆでだこ120g　エリンギ180g　にんにく2片
パセリ2g　オリーブ油大さじ1強　塩小さじ1/2
黒こしょう少々

作り方

① たこは薄いそぎ切り、エリンギは縦半分に切って、短冊切りにする。にんにくは薄切り、パセリはみじん切りにする。
② フライパンにオリーブ油、にんにく、エリンギを入れて弱火でていねいに炒め、しんなりしたらたこを加え、強火で手早く炒める。
③ 塩、黒こしょうで調味し、火を止めてからパセリをあえる。

ポイント

- **たこは、高たんぱく、低脂肪でミネラルも豊富。とくにアミノ酸の一種であるタウリンが豊富なので、血中コレステロールの低下に役立つとされている。また、脳の活性化、消化を促すアセチルコリンという物質も多く含む。**
- **にんにくはエネルギー消費に必要なビタミンB_1の吸収を高め、香辛成分のアリシンが血液をサラサラにする。**
- **オリーブ油はコレステロールを減らす作用がある不飽和脂肪酸（オレイン酸）が豊富。ただし、エネルギー量は多いので使用する量に注意する。**

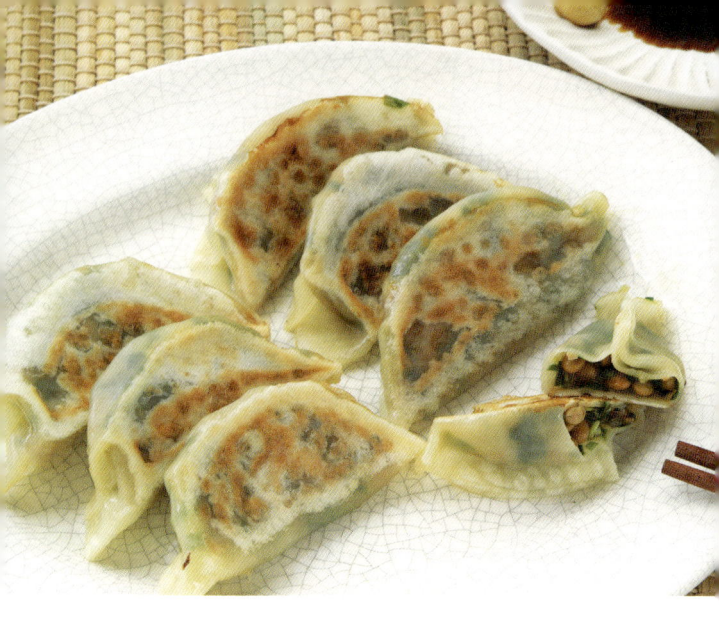

ヘルシー納豆ぎょうざ

エネルギー	脂質	コレステロール	食物繊維	食塩
195 kcal	10.9 g	0 mg	4.5 g	1.8 g

組み合わせるなら

● れんこんのきんぴら（p90）→れんこんの食物繊維とビタミンCをプラス。豚肉には糖質を分解し、エネルギーに変える際に必要なビタミンB_1も豊富。

材料(2人分)

納豆80g　はくさい40g　にら50g　ねぎ30g
ぎょうざの皮14枚　青じそ14枚　しょうゆ小さじ1
油大さじ1　たれ[しょうゆ大さじ1　からし少々]

作り方

① 納豆は好みの大きさに刻む。
② はくさい、にら、ねぎはみじん切りにする。
③ ボウルに、❶❷の材料を入れ、しょうゆを加えて混ぜる。
④ ぎょうざの皮に青じそを乗せ、その上に❸の具を乗せて包む。
⑤ フライパンに油を熱し、ぎょうざを並べ、こげ目がつくまで弱火で焼く。少量の水を回し入れ、ふたをして蒸し焼きにする。
⑥ 皮が透き通ってきたらできあがり。しょうゆに好みでからしを加えていただく。

ポイント

- 納豆はひきわり納豆を利用すると便利。
- 油で揚げると納豆のにおいが消え、納豆嫌いでも食べやすくなる。
- できるだけカリッと焼き上げるとおいしい。
- 納豆は、血栓を溶かし血液をサラサラにする酵素であるナットウキナーゼや骨を作るビタミンKを含んでいる。大豆に含まれている脂肪の多くが不飽和脂肪酸なので、コレステロールがないばかりか、大豆の繊維は、血中コレステロールを低下させる作用が期待できる。

もう1品！

香味冷やっこ

145kcal　食塩0.8g

材料（2人分）
木綿豆腐300g　ちりめんじゃこ15g
しょうが1かけ　青じそ2枚　しょうゆ小さじ1

作り方
① 豆腐は水をきり、やっこに切って器に盛る。
② ちりめんじゃこ、おろししょうが、刻んだ青じそをのせ、しょうゆをかける。

きのこのホイル焼き

49kcal　食塩0.7g

材料（2人分）
生しいたけ・しめじ・えのきだけ・たまねぎ各40g　Ⓐ[酒大さじ1　しょうゆ大さじ1/2]
レモン輪切り2枚　油3g

作り方
① 生しいたけはそぎ切り、しめじとえのきだけは子房に分ける。たまねぎは、くし型に切る。
② 油を薄く塗ったアルミ箔（20cm長さ）に❶をのせ、Ⓐをふりかけて包み、オーブントースターで5分焼く。レモンを添えていただく。

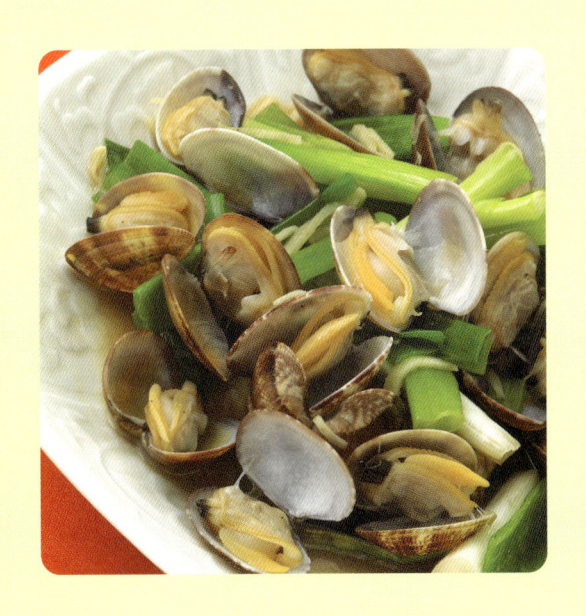

副 菜

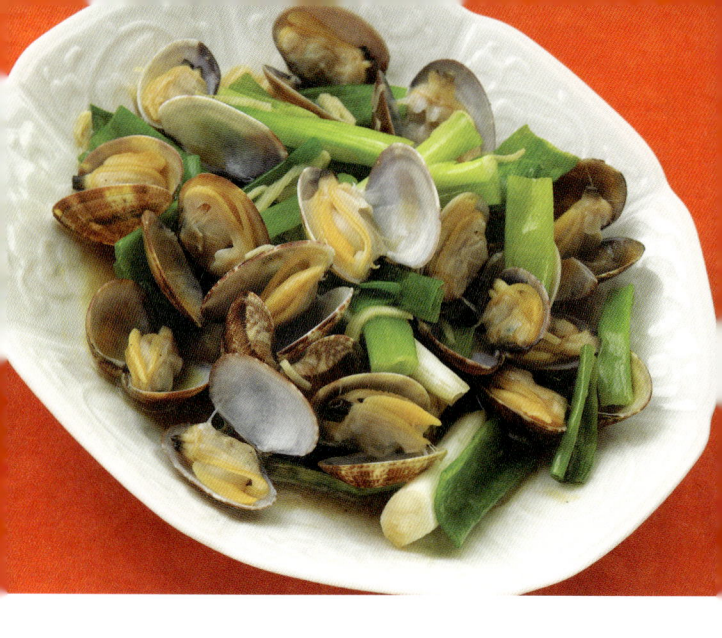

あさりのオイスター炒め

エネルギー	脂質	コレステロール	食物繊維	食塩
154 kcal	9.5 g	60 mg	1.2 g	3.5 g

組み合わせるなら

- ブロッコリーのからしあえ（p28）→ビタミンCが豊富なブロッコリーと一緒に食べると、あさりに含まれる鉄の吸収率がアップ。
- バナナとかぼちゃのジュース（p108）→バナナにたっぷり含まれるカリウムはナトリウムを排泄する効果があり、食塩の取り過ぎを防ぐ。

材料(2人分)

あさり(殻つき)300g　わけぎ80g　しょうが1/2かけ
油大さじ1・1/2　酒大さじ1
Ⓐ[オイスターソース小さじ2/3　酒小さじ1　塩少々
　こしょう少々]

作り方

① あさりは砂抜きし、殻をこすりあわせるようにしてよく洗う。
② わけぎは5cmに切り、しょうがはせん切りにする。
③ フライパンに分量の半分の油を熱し、しょうがを炒め、あさりと酒を入れてふたをする。殻が開いたら汁ごとボウルにあける。
④ 残りの油でわけぎの白い部分を炒め、❸とわけぎの青い部分を加えてさらに炒め、Ⓐで調味する。

ポイント

- あさりは、たんぱく質のほか、ビタミンB_{12}、鉄、マグネシウム、タウリンが多く含まれている。疲労回復に役立つタウリンには、コレステロールを下げる働きもあり、動脈硬化を予防する。また、甘みとうまみの成分とされるベタインも豊富に含んでいる。
- 殻つきあさりは、ダイエットにおすすめの食材。エネルギー量が少なく、殻がついてるので早食いの防止になる。

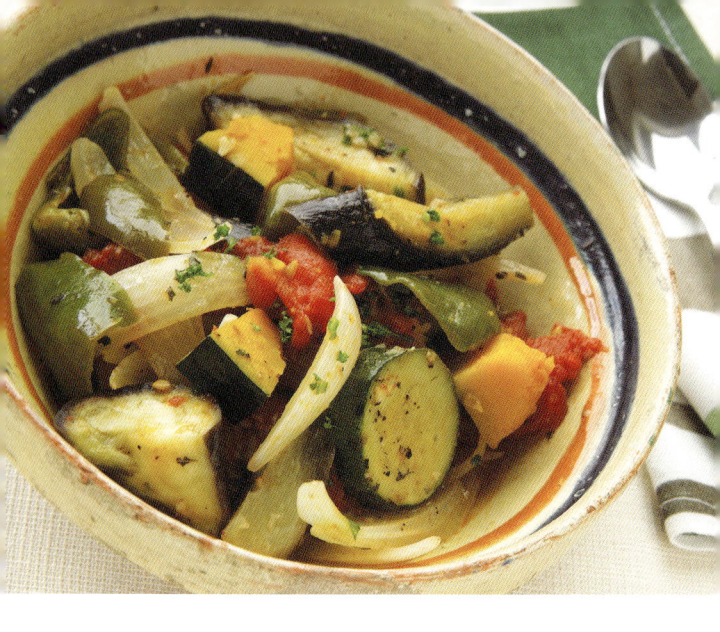

ラタトゥイユ

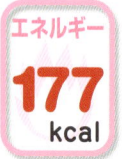

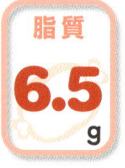

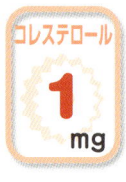

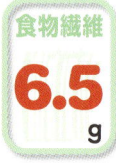

エネルギー	脂質	コレステロール	食物繊維	食塩
177 kcal	6.5 g	1 mg	6.5 g	1.2 g

組み合わせるなら

- **ライ麦パンサラダ**（p24）→ライ麦パンのビタミンB_1やミネラル、アボカドのビタミンEを追加する。これらは、ピーマンやかぼちゃに含まれるビタミンCの抗酸化作用をパワーアップさせる。

材料(2人分)

なす160g　ピーマン30g　ズッキーニ180g
たまねぎ100g　かぼちゃ50g　トマト200g
オリーブ油大さじ1　にんにく1片　白ワイン大さじ3
Ⓐ[塩小さじ1/2弱　黒こしょう少々
　　バジル(粉)・タイム(粉)・ロリエ各少々]
パセリのみじん切り適量

作り方

① なすとピーマンは4〜6つ切りにし、ズッキーニは1.5cm厚さに輪切り、たまねぎはくし型に切る。
② かぼちゃは1.5cm角に、トマトは湯むきをし、種を取って2cm角に切る。
③ 鍋にオリーブ油を熱し、薄切りにしたにんにくをきつね色になるまで炒め、❶❷の野菜を順に加え、軽く炒める。
④ 白ワインとⒶを加え、ふたをして20分、かき混ぜずに煮こむ。
⑤ 器に盛り、パセリのみじん切りをふる。

ポイント

- 強い抗酸化作用をもつリコピンは、加熱しても損失することが少ないうえ、油を使うとリコピンの吸収率が高まる。
- 温めても、冷やしてもおいしい。肉・魚料理の付け合わせとして、スパゲティのソースとしてなど、たくさん作っておくと便利な1品。
- ズッキーニの代わりにセロリでもよい。

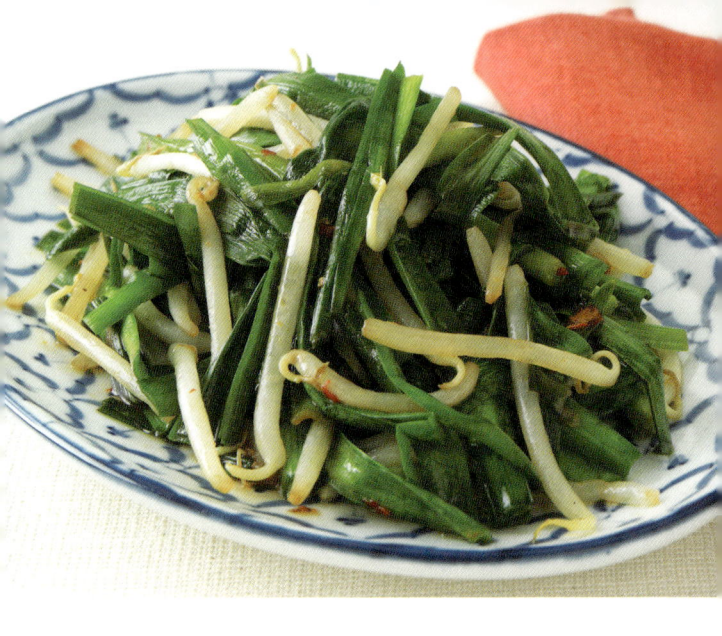

にらともやしのピリ辛炒め

エネルギー	脂質	コレステロール	食物繊維	食塩
71 kcal	5.3 g	0 mg	1.9 g	1.0 g

組み合わせるなら

●豚しゃぶサラダ（p32）、豚肉となすのみそ炒め（p34）→ビタミンB_1豊富な豚肉メニューと組み合わせる。にらのにおい成分硫化アリルには、ビタミンB_1の吸収率高め、疲労回復に役立つ。

材料（2人分）

にら100g　もやし70g　油小さじ2強
Ⓐ［豆板醤小さじ1　しょうゆ小さじ1　砂糖小さじ1］

作り方

① にらは5cmに切る。
② もやしは水洗いして、ひげ根を取り除いておく。
③ フライパンに油を熱し、にら、もやしを強火でさっと炒める。
④ Ⓐを加え、軽く炒める。

ポイント

- もやしのビタミンCは、熱や水による損失が大きいので炒め過ぎないこと。
- にらに含まれるβ-カロテンは、油と一緒に調理すると吸収率がアップ。
- 豆板醤の辛味には代謝促進の効果がある。
- 市販の焼肉のたれを使用するとさらに簡単だが、塩分がしっかり含まれているので使う量に注意する。
- もやしやにらは、歯触りが残るようにあまり炒め過ぎないようにすること。

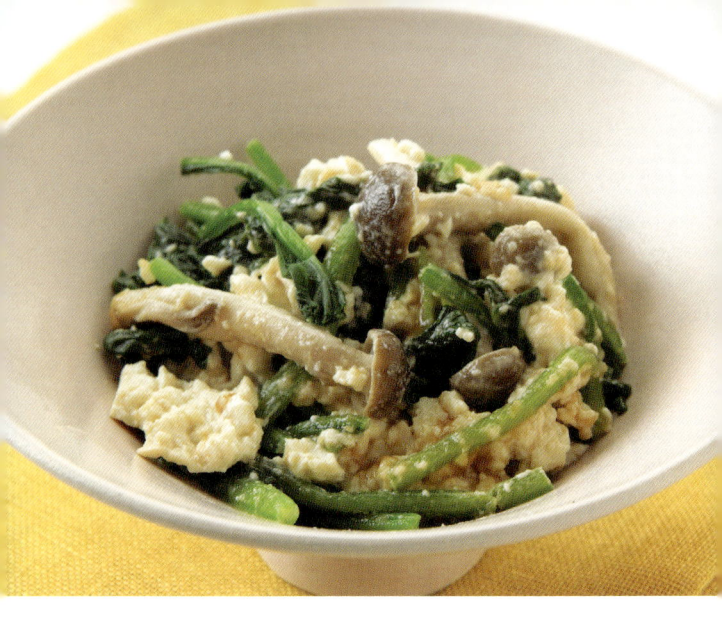

ほうれんそうとしめじの白あえ

エネルギー	脂質	コレステロール	食物繊維	食塩
74 kcal	3.6 g	0 mg	2.3 g	0.9 g

組み合わせるなら

- **焼きビーフン**（p18）→豚肉のビタミンB_1や野菜類の食物繊維、ビタミン類を追加。
- **あじのかき揚げ**（p46）、**いわしの蒲焼き**（p48）→ほうれんそうの鉄は、あじに含まれる動物性たんぱく質と組み合わせると吸収率が高まる。

材料(2人分)

ほうれんそう100g　しめじ20g　木綿豆腐100g
🅐[練りごま(白)大さじ1/2　砂糖大さじ1/2
　　しょうゆ小さじ2]

作り方

① ほうれんそうは、さっとゆで、水に取って冷まし、水気を絞って3cm長さに切る。
② しめじは石づきを除いてほぐし、さっとゆでる。
③ 豆腐は熱湯にくぐらせ、水気をきっておく。
④ ボウルにくずした豆腐を入れ、🅐を加えてよく混ぜる(なめらかな仕上がりにしたいときは、すり鉢ですり混ぜる)。
⑤ ❹に❶❷を加えてあえる。

ポイント

- ほうれんそうは、貧血の予防によい野菜で、鉄の含有量は野菜の中でもトップクラス。また、造血作用のある葉酸も多いので、健康な血液を作ることにも役立つ。さらに、ビタミンやカルシウム、カリウム、マグネシウムなどのミネラル類も含み、緑黄色野菜のなかでも栄養価は抜群。
- しめじにはビタミンB_2が多く、食物繊維が多いので便秘解消効果がある。低エネルギーでダイエットにおすすめ。

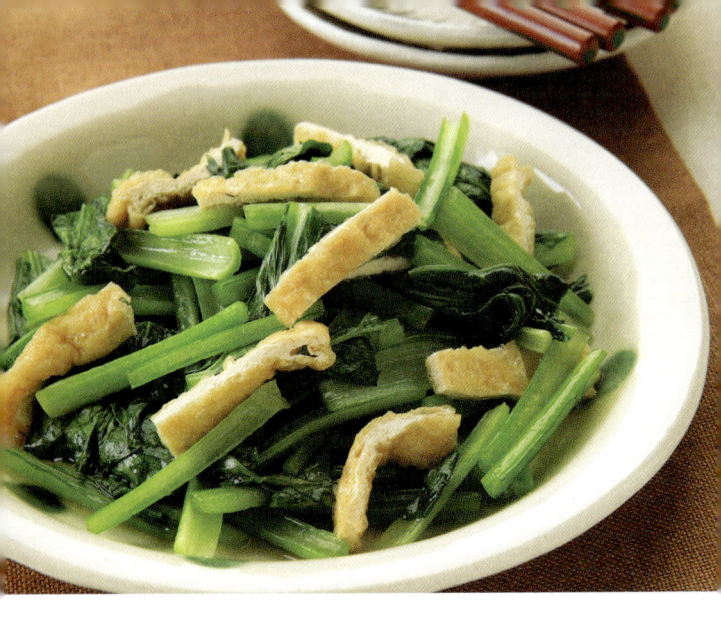

こまつなと油揚げのソテー

エネルギー	脂質	コレステロール	食物繊維	食塩
121 kcal	10.0 g	0 mg	1.5 g	0.9 g

組み合わせるなら

- まぐろとわけぎのぬた（p42）、いわしの蒲焼き（p48）→こまつなのカルシウムは、まぐろやいわしに含まれるビタミンDと組み合わせると吸収率が高まる。
- さばの南蛮漬け（p44）→さばのIPAやDHA、ビタミンE、不飽和脂肪酸をプラス。小松菜の鉄は、さばの動物性たんぱく質と組み合わせることで吸収率がアップする。

材料（2人分）

こまつな150g　油揚げ20g　油大さじ1　酒大さじ1
しょうゆ小さじ2

作り方

① こまつなは4cm長さに切る。
② 油揚げはざるに並べ熱湯を回しかけて油抜きをする。食べやすい大きさに切る。
③ フライパンに油を熱し、油揚げ、こまつなの順に炒め、酒、しょうゆで調味する。

ポイント

- 油揚げの代わりにあさりのむき身を使ってもおいしい。
- 市販のめんつゆなどを利用して味付けすると、さらに簡単に作ることができる。
- こまつなは、ほうれんそうと並んで栄養価の高い野菜。ビタミンA・C、カルシウム、カリウム、鉄、食物繊維などが豊富。カルシウムとカリウムは、血圧を上げる食塩（ナトリウム）の排泄を促す作用があり、高血圧の改善に役立つ。

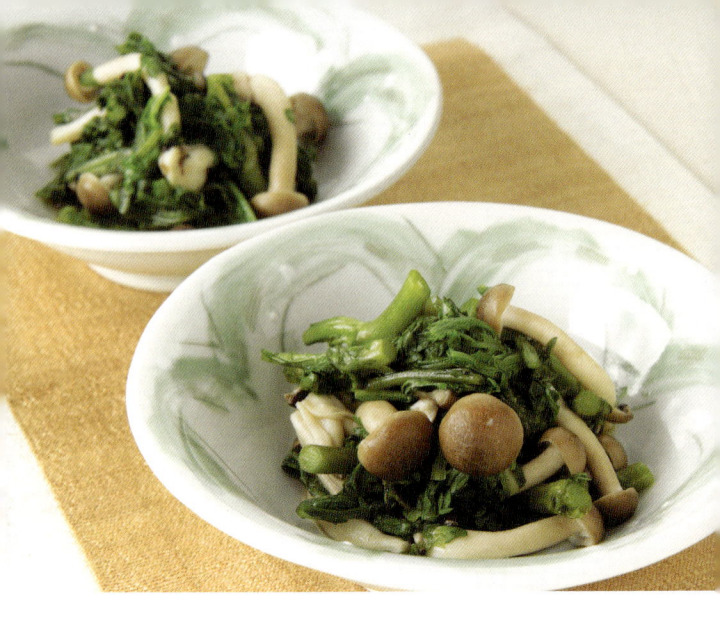

しゅんぎくときのこのおひたし

エネルギー	脂質	コレステロール	食物繊維	食塩
39 kcal	2.3 g	0 mg	2.5 g	1.0 g

組み合わせるなら

- **あじのかき揚げ**（p46）→あじのビタミンDが春菊のカルシウムの吸収を助ける。
- **いわしの蒲焼**（p48）→いわしの良質なたんぱく質やIPA、DHAをプラス。

材料（2人分）

しゅんぎく100g　しめじ50g　だし汁大さじ2
酢小さじ1　しょうゆ小さじ2　ラー油少々

作り方

① しゅんぎくはさっとゆでて水にさらす。水気を絞ったら3cm長さに切る。
② しめじは石づきを除き、小房に分けたらゆでて水気をきる。
③ ボウルにだし汁、酢、しょうゆ、ラー油を合わせ、❶❷を加えてあえる。

ポイント

- しゅんぎくはビタミンAが豊富で、ビタミンB_2やカルシウム、鉄、カリウムも多く含む。
- しゅんぎくの独特の香り（α-ピネンなど）には、精神安定作用もある。
- きのこは、血流改善作用が認められている食品。食物繊維が多いので、コレステロールを低下させる作用もあるが、多糖類のβ-グルカンを多く含み、免疫機能を高める働きがあるので、がん予防効果も期待できる。

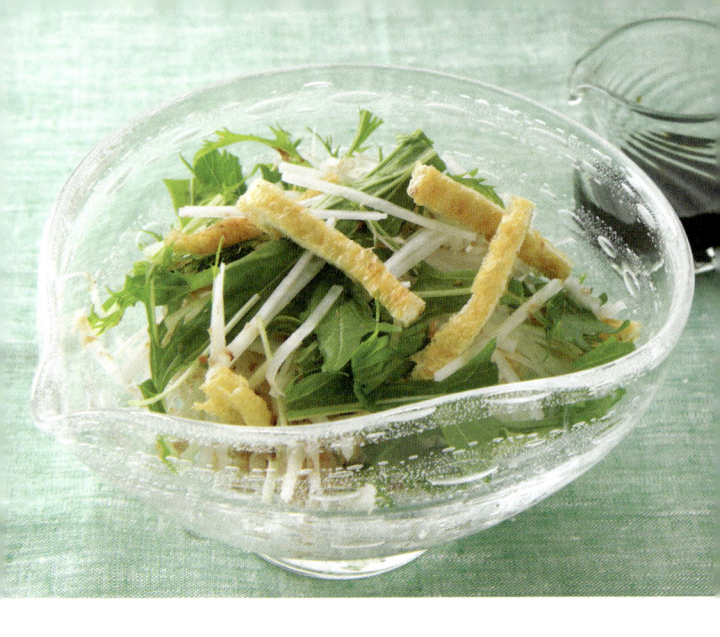

だいこんと油揚げの和風サラダ

エネルギー	脂質	コレステロール	食物繊維	食塩
72 kcal	3.5 g	5 mg	2.9 g	1.4 g

組み合わせるなら

- **さばの南蛮漬け**（p44）→さばのIPAやDHA、ビタミンE、不飽和脂肪酸、たんぱく質をプラス。
- **ヘルシー納豆ぎょうざ**（p56）→納豆の良質な植物性たんぱく質、ビタミンKをプラス。

材料（2人分）

だいこん100g　油揚げ20g　みずな50g
かつお節5g　しょうゆ大さじ1

作り方

① だいこんはせん切りにし、みずなは5cmの長さに切る。
② 油揚げはオーブントースターでカリッと焼き、7mm幅の短冊に切る。
③ ❶❷とかつお節を混ぜ合わせ、器に盛り、さっとしょうゆをかける。

ポイント

- 油揚げは、豆腐を揚げてあるので脂肪が多めだが、カルシウムは大豆（乾）の**1.25倍**含まれる。
- だいこんには抗酸化力の強いビタミンCや消化を促す酵素ジアスターゼが豊富に含まれている。これらは、壊れやすいので、だいこんおろしにしたらすぐに食べること。また、皮の部分にはビタミンCが多いので、皮をむかずに調理するとよい。

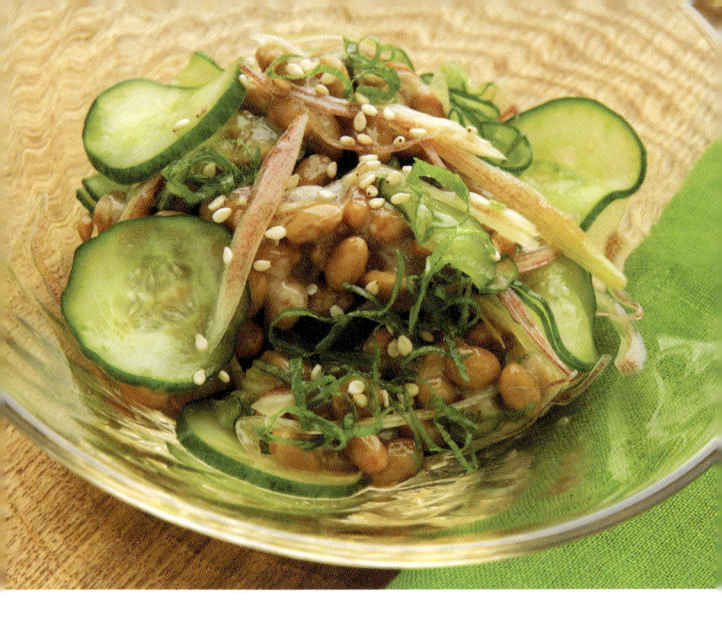

みょうがときゅうりの納豆あえ

エネルギー	脂質	コレステロール	食物繊維	食塩
67 kcal	2.9 g	0 mg	2.5 g	0.9 g

組み合わせるなら

● **ブロッコリーのからしあえ**（p28）、**にらともやしのピリ辛炒め**（p64）、**さわやかゆずゼリー**（p104）→ブロッコリー、にら、もやし、ゆずの豊富なビタミンCやカロテンは、納豆のビタミンB群の吸収を助ける。

材料（2人分）

みょうが1個　きゅうり150g　青じそ1枚
納豆1パック（50g）　　しょうゆ小さじ2
白ごま小さじ1/3

作り方

① みょうが、青じそはせん切りにし、水にさらす。
② きゅうりは薄い輪切りにし、少量の塩（分量外）をふり、10分ほどおく。
③ ボウルに納豆、❶❷を入れ、しょうゆを加えて混ぜ合わせる。
④ 器に盛りつけ、ごまを散らす。

ポイント

- 納豆に含まれる酵素ナットウキナーゼは、血栓を溶かす働きがあり、梗塞の予防する。ナットウキナーゼは加熱するよりそのままのほうが効果が高い。また、納豆には骨の健康を支えるカルシウムや女性の更年期症状をやわらげるイソフラボン、血液サラサラに役立つビタミンKなども豊富。
- ごまにはたんぱく質と脂質のほか、鉄、カルシウム、ビタミンB_1が豊富に含まれている。風味もよいのでさまざまな料理に活用できる。

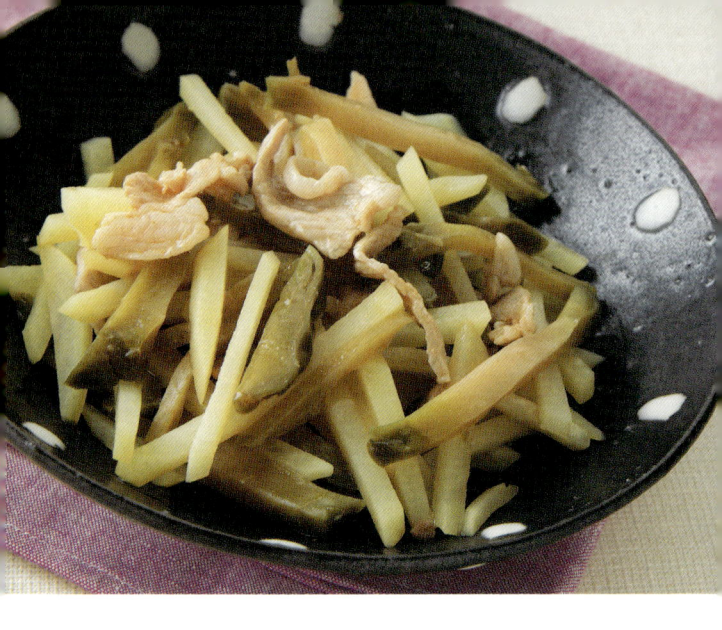

じゃがいもとザーサイの炒め物

エネルギー	脂質	コレステロール	食物繊維	食塩
166 kcal	5.9 g	18 mg	1.8 g	2.3 g

組み合わせるなら

- **香味冷やっこ**（p58）→じゃこのカルシウム、ビタミンD、豆腐のイソフラボンや植物性たんぱく質を加える。
- **いかとところてんのお刺身サラダ**（p88）→血中コレステロールを低下させる働きのあるタウリン豊富ないかと、ヨウ素たっぷりのわかめをプラスする。

材料（2人分）

じゃがいも200g　ザーサイ20g　豚もも肉（薄切り）50g
🅐 [しょうゆ・酒各小さじ1/2]
油小さじ1
🅑 [しょうゆ・酒各大さじ1/2　砂糖小さじ1/2
　こしょう少々]

作り方

① じゃがいもは皮をむいてせん切りにし、水にさらす。
② ザーサイはせん切りにし、水にさらして塩出しする。
③ 豚肉は細切りし、🅐をからめる。
④ 鍋に油を熱して豚肉、じゃがいもの順に炒め、じゃがいもに火が通ったらザーサイと🅑を加え、仕上げる。

ポイント

- じゃがいもは、抗酸化作用の強いビタミンCや食物繊維、余分なナトリウムを排出するカリウムが多く含まれている。じゃがいもに含まれるビタミンCは加熱しても壊れにくいという特徴がある。
- ザーサイは、商品によって塩分量が異なるので、味見をしながら調味すること。

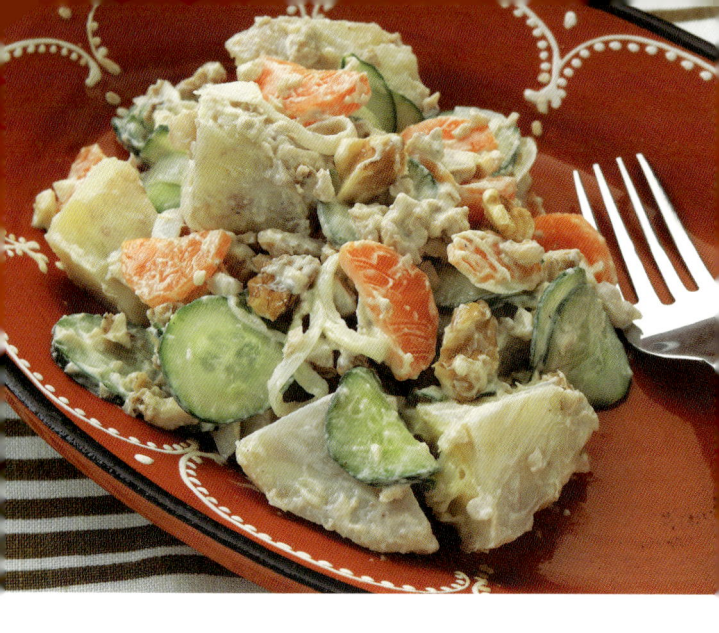

くるみ入りポテトサラダ

エネルギー	脂質	コレステロール	食物繊維	食塩
272 kcal	21 g	9 mg	3.0 g	0.8 g

組み合わせるなら

- たことエリンギのイタリア風炒め（p54）→たこの良質なたんぱく質や血中コレステロールを低下させる働きがあるタウリンを補う。
- はくさいとわかめのあえ物（p90）→わかめのビタミンB_2、ミネラル、食物繊維と、はくさいのカリウム、ビタミンCを加える。

材料（2人分）

じゃがいも150g　にんじん30g　きゅうり50g
たまねぎ30g　くるみ30g　マヨネーズ大さじ2強
こしょう少々　塩少々

作り方

① じゃがいもは皮をむいてひと口大に切り、水にさらす。にんじんは5mm幅の半月切りにする。
② ❶をやわらかくゆで、ざるにあげる。
③ きゅうりは薄い輪切り、たまねぎは薄く切って水にさらす。
④ くるみはあらみじん切りにする。
⑤ すべての材料をボウルに入れ、マヨネーズ、こしょうでよくあえる。塩少々で味を調える。

ポイント

- くるみの脂質には不飽和脂肪酸が多いので、あえ物などに使用すると風味がよくなる。ただし、高エネルギー食品であるので使う量に気をつけて。
- マヨネーズは卵と油から作った調味料。コレステロールなどが心配な場合は、エネルギー量やコレステロール量に配慮したタイプのものを使うとよい。

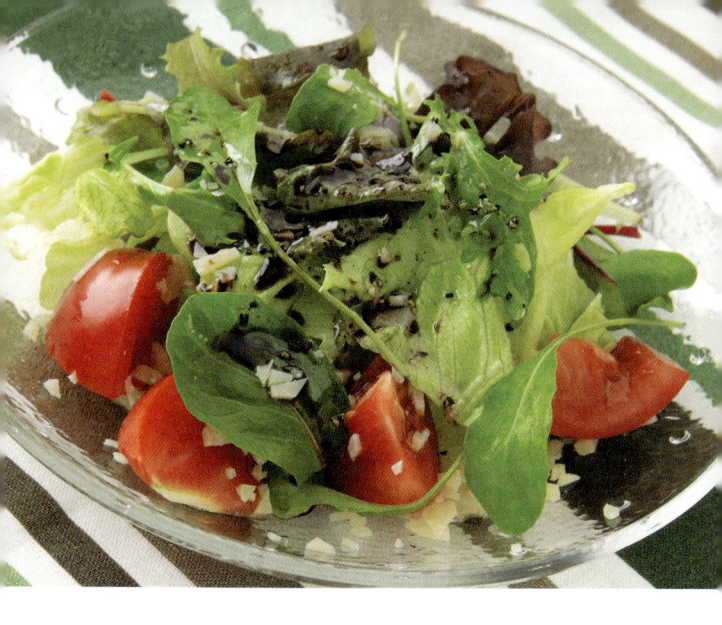

ベビーリーフのサラダ バルサミコ風味

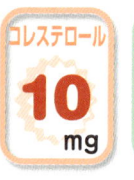

エネルギー	脂質	コレステロール	食物繊維	食塩
185 kcal	15.2 g	10 mg	1.3 g	0.9 g

組み合わせるなら

● さばの南蛮漬け（p44）、いわしの蒲焼き（p48）→さば、いわしのたんぱく質やIPAやDHA、ビタミンE、不飽和脂肪酸をプラス。

材料（2人分）

ベビーリーフ40g　レタス40g　トマト100g　塩少々
バルサミコ酢大さじ1　オリーブ油大さじ2
黒こしょう少々　パルメザンチーズ20g

作り方

① ベビーリーフはよく洗って水気をきる。
② レタスは食べやすい大きさにちぎり、トマトはひと口大に切る。
③ ❶❷と塩を混ぜ合わせ器に盛る。
④ バルサミコ酢、オリーブ油、黒こしょうをかけ、すりおろしたパルメザンチーズを散らす。

ポイント

- ベビーリーフは、みずな、ほうれんそう、レタス、からしななどを発芽してから2週間～1カ月程度で収穫した幼葉のこと。数種類が混ざって売られているので、少量でもさまざまなビタミンやミネラル、食物繊維など、栄養素がとれる。ない場合は、好きな葉物を利用して。
- クエン酸が豊富なバルサミコ酢は体の代謝を高める効果がある。中性脂肪を下げる作用のあるオリーブ油と一緒に使用すれば、さらに効果が期待できる。

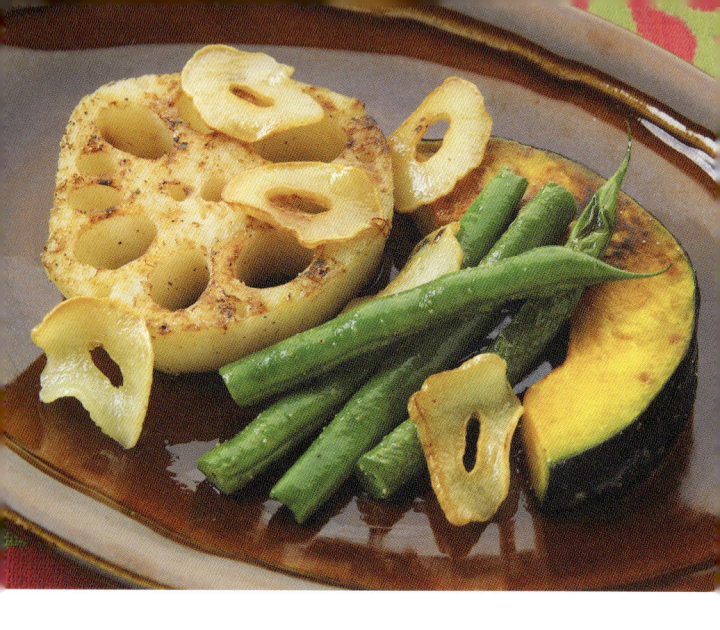

れんこんステーキ

エネルギー	脂質	コレステロール	食物繊維	食塩
144 kcal	6.8 g	0 mg	3.3 g	0.6 g

組み合わせるなら

- **ひじきチャーハン**（p20）→玄米のビタミンB_1やミネラル、食物繊維を補う。ビタミンB_1はれんこんの糖質をエネルギーに変えてくれる。
- **豚しゃぶサラダ**（p32）→豚肉のたんぱく質やビタミンB_1を補う。

材料（2人分）

れんこん100g　かぼちゃ80g　いんげん40g
にんにく1・1/2片　オリーブ油大さじ1　塩少々
こしょう少々

作り方

① れんこんは皮をむいて1cm厚さの輪切りにし、水につけてあくを取る。
② かぼちゃは皮をむき、1cm厚さのくし型に切り、ラップをかけて電子レンジで1～2分加熱する。
③ いんげんは硬めにゆでて水に取り、ざるにあげておく。にんにくは薄切りにする。
④ フライパンにオリーブ油、にんにくを入れ、弱火でにんにくがきつね色になるまで炒めて取り出す。
⑤ 同じフライパンに水気を拭いたれんこん、かぼちゃ、いんげんを並べ、両面を焼く。
⑥ 塩・こしょうをふり、中まで火を通す。
⑦ 器に炒めた野菜を盛り、❹のにんにくを散らす。

ポイント

- れんこんはでんぷんが主成分で、ビタミンCも豊富。ビタミンCは抗酸化作用が高く、動脈硬化を予防し、免疫力を高める。
- れんこんを切ると糸をひくのは、粘りの成分ムチンが含まれているため。ムチンには胃粘膜を守ったり、肝臓や腎臓を強くする作用がある。

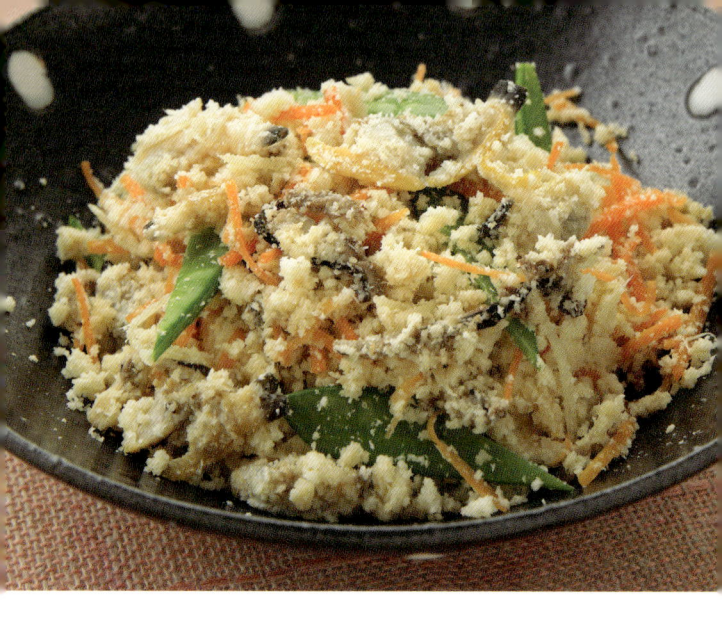

あさり入りふんわりおから

エネルギー	脂質	コレステロール	食物繊維	食塩
77 kcal	3.6 g	6 mg	4.8 g	1.3 g

組み合わせるなら

- いわしの蒲焼き（p48）→いわしの豊富なビタミンDは、おからに含まれるカルシウムの骨吸収を助ける。
- だいこんと油揚げの和風サラダ（p72）→あさりは、ビタミンCと一緒に食べると鉄吸収がアップ。ビタミンCたっぷりのだいこんを組み合わせる。

材料（2人分）

おから80g　あさり（むき身）30g　にんじん30g
しいたけ2枚　しょうが1/3かけ　さやえんどう10g
油小さじ1
❹[だし汁50mL　砂糖小さじ1　しょうゆ小さじ1
　塩少々]

作り方

① にんじんは、皮をむいてせん切りに、しいたけは薄切り、しょうがはせん切りにする。さやえんどうは色よくゆで、斜めに切る。
② 鍋に油を熱し、しょうがを入れて炒める。香りが立ったら、おから、あさり、にんじん、しいたけを加える。
③ ❹を加え、中火でよく混ぜながら汁気がなくなるまで煮る。
④ さやえんどうを加え、かるく混ぜ合わせる。

ポイント

- あさりは、たんぱく質のほか、ビタミンB_{12}、鉄、マグネシウム、タウリンが多く含まれている。疲労回復に役立つタウリンには、コレステロールを下げる働きもあり、動脈硬化を予防する。
- おからは、カルシウム、食物繊維が豊富で、エネルギーが低めなのも魅力。
- あさりは水煮缶詰や冷凍食品を利用すると便利。また、あさりの代わりに油揚げを使ってもおいしい。

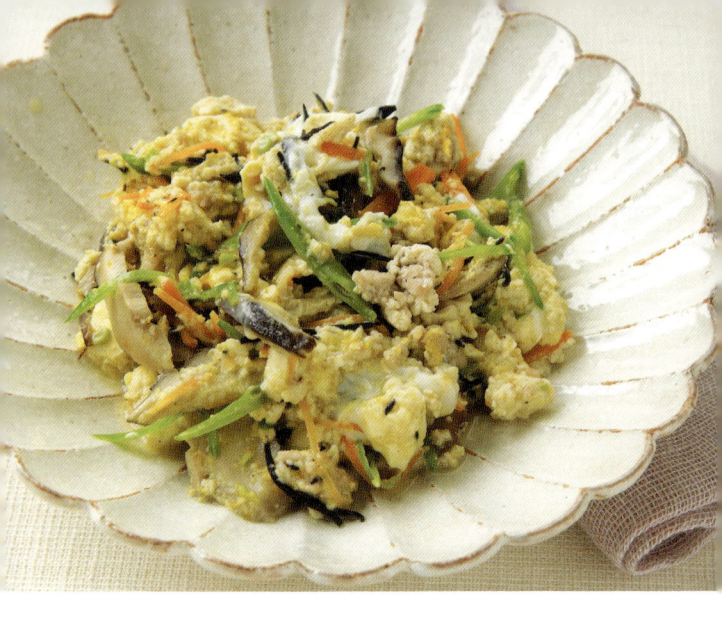

いり豆腐

エネルギー	脂質	コレステロール	食物繊維	食塩
263 kcal	16.1 g	99 mg	2.0 g	2.0 g

組み合わせるなら

- しゅんぎくときのこのおひたし（p70）→食物繊維、ビタミンA豊富なしゅんぎくを加える。
- れんこんステーキ（p82）→ひじきなど植物性食品に含まれる非ヘム鉄は、ビタミンCが豊富なれんこんを加えると吸収率が高まる。

材料（2人分）

木綿豆腐300g　干ししいたけ2枚　にんじん20g
さやえんどう20g　ひじき（乾）2g　鶏ひき肉40g
卵小1個　油大さじ1
Ⓐ[しいたけの戻し汁大さじ2　しょうゆ大さじ1
　みりん大さじ1　塩少々]

作り方

① 豆腐は水分を十分にきっておく。
② 干ししいたけを水で戻す。ひじきは水で戻し水気をきっておく。
③ しいたけ、にんじん、さやえんどうはせん切りにする。
④ 鍋に油を熱して鶏ひき肉、しいたけ、にんじん、ひじきを炒める。豆腐を加えて崩しながら炒め、Ⓐを加え煮る。
⑤ 煮つまってきたら、さやえんどうを加え、溶きたまごを入れ、軽く混ぜ合わせる。

ポイント

- **大豆製品に含まれるイソフラボンやレシチンには、血中コレステロールを下げ、HDLコレステロールを増やす働きがある。**
- **豆腐の消化吸収率は95％。大豆の栄養素をほぼ引き継ぎ、亜鉛、鉄、カリウムなどのミネラルも豊富。木綿豆腐のカルシウムは、100g中120mgと原料の大豆水煮（100g中100mg）よりも多い。**

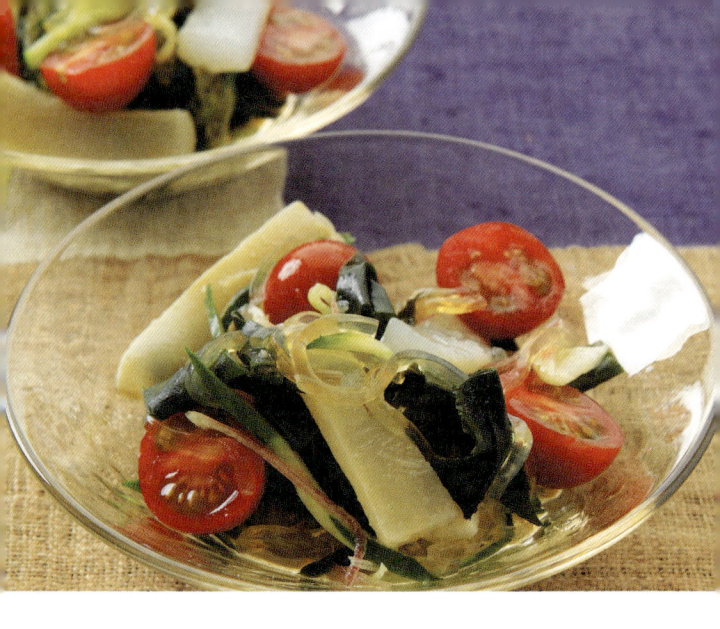

いかとところてんのお刺身サラダ

エネルギー	脂質	コレステロール	食物繊維	食塩
60 kcal	2.3 g	80 mg	1.3 g	1.2 g

組み合わせるなら

- こまつなと油揚げのソテー（p68）、しゅんぎくときのこのおひたし（p70）→カルシウムが豊富なこまつなやしゅんぎくを組み合わせる。
- あさり入りふんわりおから（p84）→食物繊維が豊富で低エネルギーのおからを加える。

材料（2人分）

いか（刺身用）50g　ところてん100g　ミニトマト50g
きゅうり50g　みょうが1個　生わかめ10g
🅐［しょうゆ大さじ1弱　酢大さじ1　ごま油小さじ1］

作り方

① ところてんは、ざるにあげ、水気をきっておく。ミニトマトは洗ってへたを取り、半分に切る。
② いかは短冊切り、きゅうり、みょうがはせん切り、わかめはひと口大に切る。
③ ボウルに🅐を入れ、よく混ぜて、❶❷を加える。全体に味をからませ器に盛る。

ポイント

- いかはタウリンを豊富に含むので、血中のコレステロール値を低下させる働きもある。
- ところてんはエネルギーがほとんどなく、いかもたんぱく質は豊富だが、低脂肪の食品で、ビタミンもたっぷり。体重コントロールが必要な人にもおすすめの1品。
- わかめのヌメリ成分である食物繊維フコイダンなどには、血中コレステロールを下げる働きがある。
- みょうがの代わりに、しそやセロリを使ってもおいしい。

もう1品！

はくさいとわかめのあえ物

20kcal　食塩1.0g

材料（2人分）
はくさい120g　生わかめ20g
🅐[しょうゆ大さじ2/3　だし汁大さじ2
　ごま油小さじ1/3]

作り方
① はくさいはゆでて短冊に切る。わかめは水洗いし、熱湯でゆで、ひと口大に切る。
② 🅐を合わせ、はくさいとわかめをあえる。

れんこんのきんぴら

193kcal　食塩1.4g

材料（2人分）
れんこん200g　豚肉30g　油大さじ1
🅐[だし大さじ3　みりん・しょうゆ各大さじ1]

作り方
① れんこんは皮をむいて3mmの薄切りし、水にさらす。② フライパンに油を熱し、ひと口大に切った豚肉を入れ炒める。水をきったれんこん加え、さっと炒める。③ 🅐を加え煮立ったら弱火で10分汁がなくなるまで煮る。

汁物・スープ

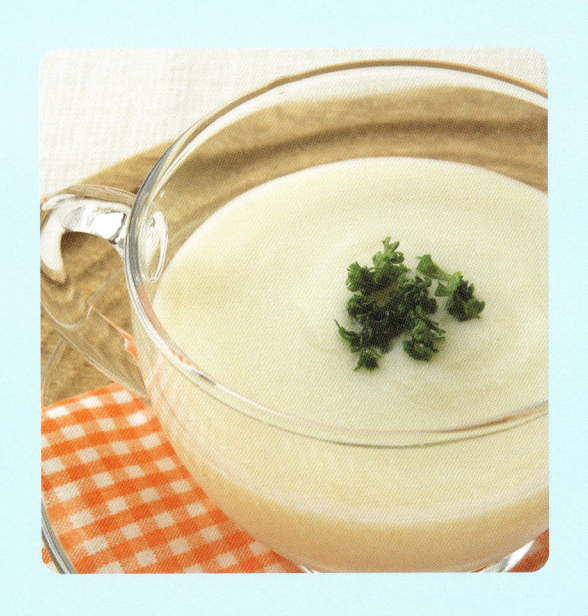

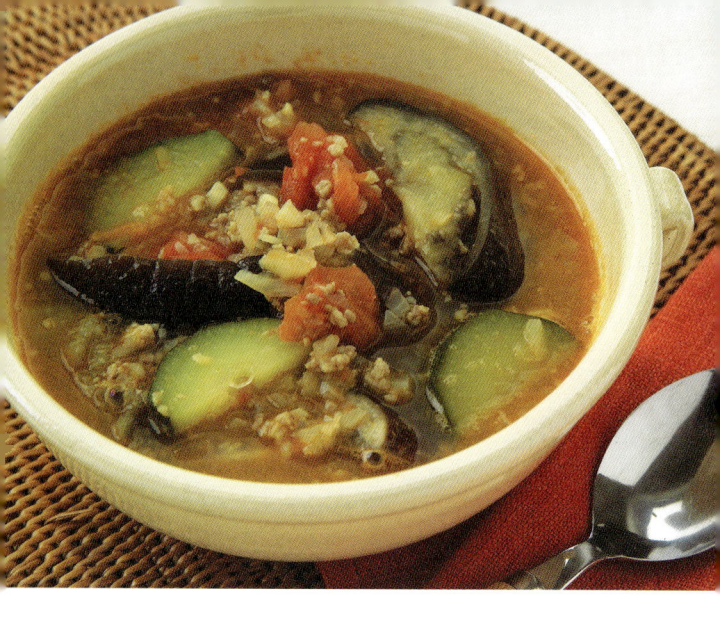

夏野菜のカレースープ

エネルギー	脂質	コレステロール	食物繊維	食塩
259 kcal	**14.7** g	**38** mg	**5.1** g	**2.1** g

組み合わせるなら

- **豚しゃぶサラダ**（p32）→淡白な主菜のときは、スパイスが効いたスープと組み合わせることで食欲がアップ。
- **あさりのオイスター炒め**（p60）→鉄が多いあさりはトマトなどに含まれるビタミンCと一緒に摂取すると吸収率がよくなる。

材料（2人分）

なす140g　ズッキーニ90g　たまねぎ180g
完熟トマト120g　合びき肉100g　しょうが1・1/2かけ
にんにく1・1/2片　油大さじ1　水2カップ
カレー粉小さじ1　固形コンソメ1個　塩小さじ1/3強
こしょう少々

作り方

① なすとズッキーニはひと口大に切り、たまねぎ、しょうが、にんにくはみじん切りにする。トマトは皮をむき、大きめの乱切りにする。
② 厚手の鍋に油を入れ、にんにく、しょうがをよく炒める。
③ 合びき肉も加え、さらによく炒める。
④ 熱した鍋にカレー粉を入れ、炒めておく。
⑤ ❸に水と固形コンソメ、炒めたカレー粉、なす、ズッキーニ、トマトを加え煮込む。
⑥ 塩・こしょうで味を調える。

ポイント

- たまねぎに含まれる硫化アリルは、イオウ化合物の一種で、血液の凝固反応を正常な範囲に抑え、血栓ができるのを防ぐほか、HDLコレステロールを増やしたり、LDLコレステロールを減らす働きがある。
- スープの材料は何でもよい。たとえば、オクラやパプリカなどを加えるとさらに彩りのよいスープになり、じゃがいもやかぼちゃ、豆類（水煮）を加えるとボリュームのあるスープになる。

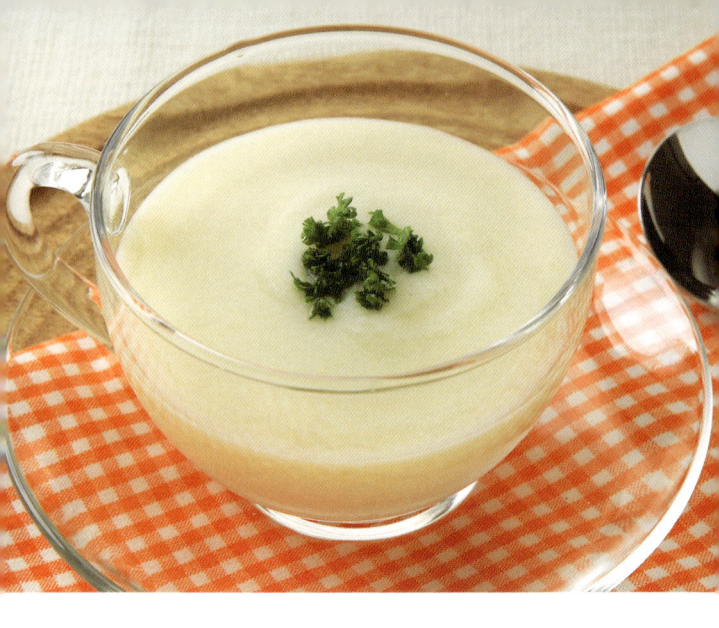

冷製ポテトスープ

エネルギー	脂質	コレステロール	食物繊維	食塩
127 kcal	2.6 g	8 mg	2.1 g	1.1 g

組み合わせるなら

- **ゴーヤチャンプル**（p30）→豚肉のビタミンB_1と生揚げのカルシウム、たんぱく質をプラス。
- **たことエリンギのイタリア風炒め**（p54）→たこのたんぱく質、タウリン、コラーゲンのほか、エリンギの食物繊維を補う。

材料(2人分)

じゃがいも200g　たまねぎ50g　にんにく1・1/2片
バター小さじ1　プレーンヨーグルト50g
固形コンソメ1個　水2カップ　塩小さじ1/3
こしょう少々　パセリ(粉)適量

作り方

① じゃがいもはひと口大に切っておく。たまねぎ、にんにくは薄切りにする。
② 鍋にバターとにんにくを入れて炒め、次にたまねぎを加えてさらに炒める。たまねぎが透き通ってきたらじゃがいも、水、固形コンソメを加え、じゃがいもがやわらかくなるまで煮込む。
③ ❷をミキサーにかける。
④ あら熱が取れたらヨーグルト、塩、こしょうを加え、冷蔵庫で冷やす。
⑤ 器に盛り、パセリを散らす。

ポイント

- じゃがいもは、ビタミンB_2、C、食物繊維だけでなく、多過ぎる塩分を排出し血圧の上昇を抑えるカリウムが豊富。
- にんにくに含まれるにおい成分アリシンは、ビタミンB_1と一緒にとることで疲労回復や滋養強壮効果が持続する。また、アリシンを加熱するとスコルジニンに変化し、血圧、コレステロールを下げるのに効果的。

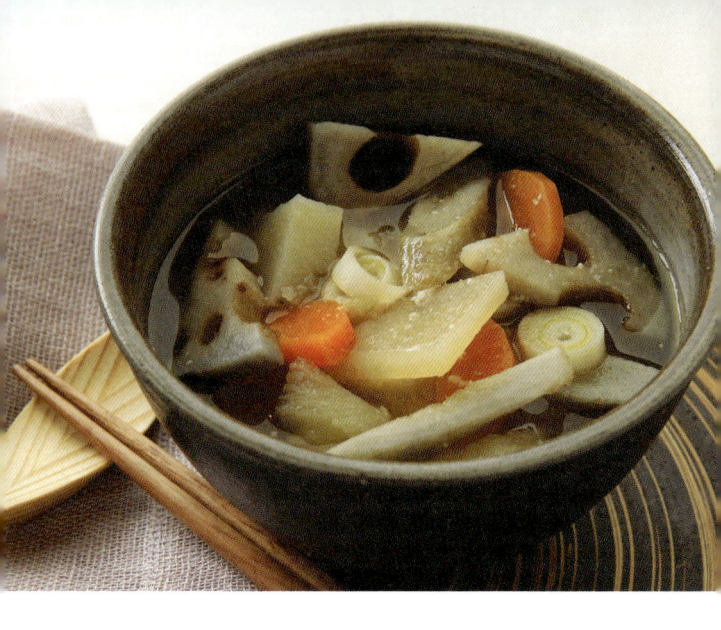

根菜汁

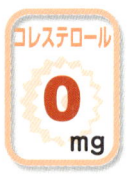

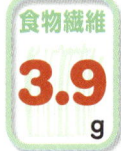

エネルギー	脂質	コレステロール	食物繊維	食塩
107 kcal	0.5 g	0 mg	3.9 g	1.1 g

組み合わせるなら

- まぐろとわけぎのぬた（p42）→まぐろのたんぱく質や抗酸化物質セレン、わけぎのミネラルをプラス。
- ぶりソテー黒酢漬け（p50）→ぶりのたんぱく質や血合いに含まれるタウリンを追加する。

材料（2人分）

ねぎ10g　じゃがいも100g　ごぼう40g　にんじん40g
れんこん40g　だいこん40g　和風だしのもと少々
みそ大さじ1・1/2　水2カップ

作り方

① ねぎは小口切り、それ以外の野菜はすべてひと口大に切る。ごぼう、れんこん、じゃがいもはそれぞれ10分水にさらし、水気をきっておく。
② 鍋に❶の材料と水、和風だしのもとを入れ、やわらかくなるまで煮る。
③ 最後にねぎを加え、みそを入れて仕上げる。

ポイント

- 不足しがちな野菜類をたっぷりおいしくとるためには、具だくさんの汁物がおすすめ。根菜類だけでなく、豚肉や鶏肉、たらやさけなどを加えるとうまみが増し、ボリュームもアップする。
- 汁物は塩分が気になるが、具だくさんにして、汁を少なめにすると、食塩量を少なくすることができる。

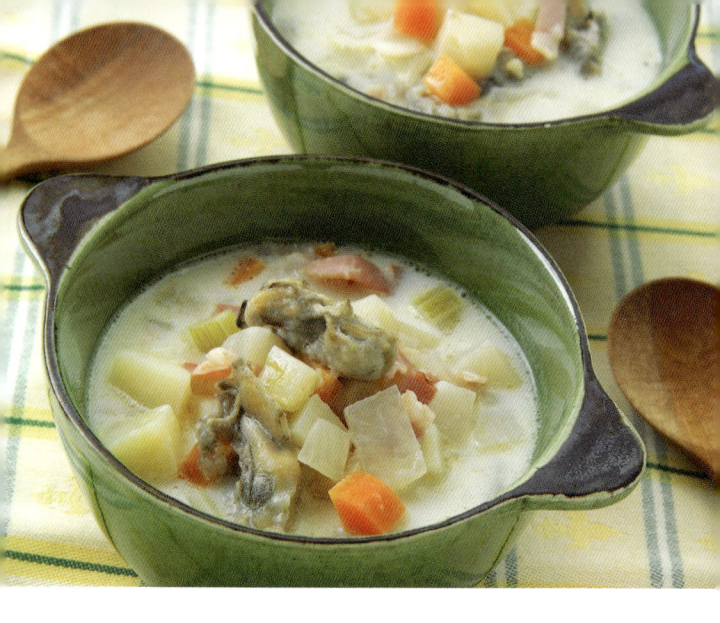

かきのチャウダー

エネルギー	脂質	コレステロール	食物繊維	食塩
229 kcal	9.8 g	40 mg	3.1 g	2.4 g

組み合わせるなら

- ベビーリーフのサラダバルサミコ風味（p80）、**さわやかゆずゼリー**（p104）→ベビーリーフやゆずに含まれるビタミンCとかきを一緒にとれば、鉄の吸収率もアップ。

材料（2人分）

かき100g　じゃがいも100g　かぶ100g　にんじん30g
たまねぎ100g　セロリー50g　ベーコン20g
小麦粉小さじ2　油小さじ1　水1カップ
固形コンソメ1/2個　牛乳150g　塩小さじ1/3
こしょう少々

作り方

① じゃがいも、かぶ、にんじん、たまねぎ、セロリーは小さめのさいの目切り、ベーコンは細切りにする。
② ペーパータオルなどで水気を取ったかきに、小麦粉をうすくふりかけ、油を熱した鍋で両面炒め、器に取り出しておく。
③ かきを炒めた鍋にベーコンとたまねぎを入れ、焦がさないように炒める。
④ じゃがいも、かぶ、にんじん、たまねぎ、セロリーと水、固形コンソメを入れ材料がやわらかくなるまで弱火で煮る。
⑤ さらに牛乳と❷のかきを加え、塩・こしょうで調味し、煮込む。

ポイント

- かきはビタミンやミネラルが豊富。とくに味覚を正常に保つ作用がある亜鉛が多く含まれる。
- 牛乳コップ1杯に（200mL）には成人が1日に必要な量の約1/3のカルシウムが含まれており、吸収率も高い。また、良質なたんぱく質、消化吸収のよい脂肪、適度な糖質、各種のビタミン、ミネラルも豊富に含む。

もう1品！

わかめともやしの二杯酢

15kcal　食塩0.7g

材料（2人分）
生わかめ20g　もやし100g　きゅうり40g
みょうが20g　❹[だし汁10g　塩1g　酢10g]

作り方
① わかめは水洗いし、さっとゆでてひと口大に切る。もやしは熱湯でゆで、ざるにとって冷ます。きゅうりは小口切り、みょうがは斜めに薄切りにする。
② ❹を合わせ、❶とあえる。

さやえんどうの炒め物

43kcal　食塩0.3g

材料（2人分）
さやえんどう80g　にんじん10g　しいたけ2枚
ごま油小さじ1/2　砂糖小さじ1/2　塩少々
一味唐がらし少々

作り方
① さやえんどうは筋を取って、斜め半分に切る。にんじん、しいたけは、細切りにする。
② 鍋に油を熱し、❶を入れて炒め、砂糖、塩で調味する。
③ 器に盛り、唐がらしをふる。

デザート

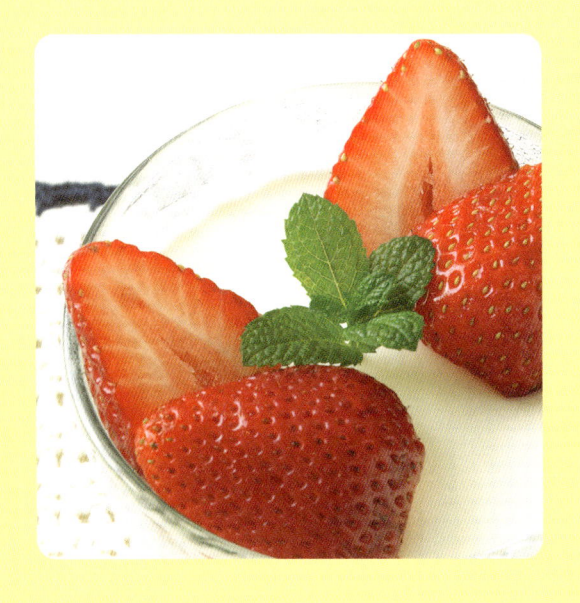

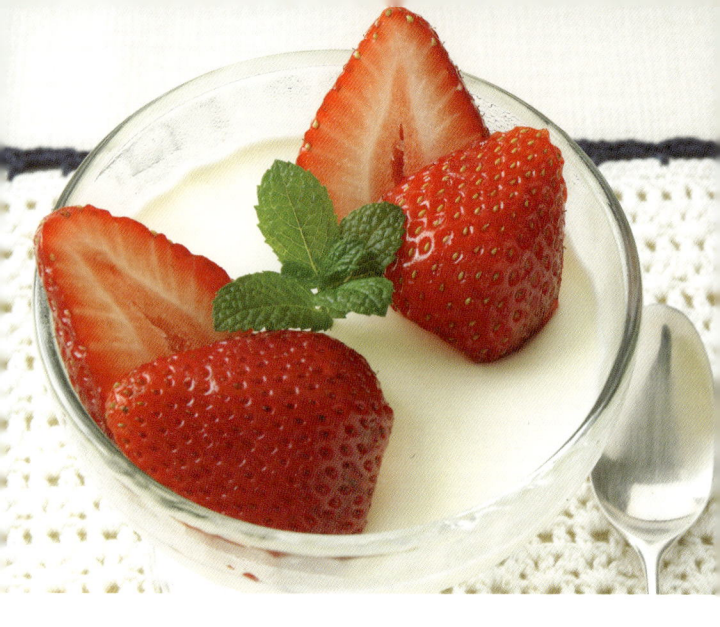

パンナコッタ

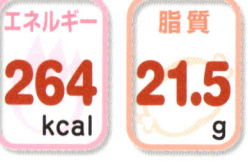

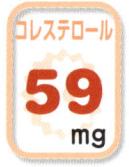

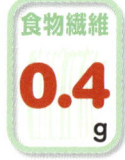

エネルギー	脂質	コレステロール	食物繊維	食塩
264 kcal	21.5 g	59 mg	0.4 g	0.2 g

材料（2人分）

牛乳180mL　生クリーム80mL　砂糖小さじ2
粉ゼラチン5g　水25mL　いちご4個

作り方

① 粉ゼラチンは水25mLでふやかす。
② 鍋に牛乳と砂糖を入れ、温める。
③ 火からおろし、生クリームとゼラチンを入れる。
④ 氷水にあてながらかきまぜ、とろみが出てきたらグラスなどに入れて冷やす。
⑤ 半分に切ったいちご（または好みのフルーツ）を添える。

ポイント

● 市販のケーキやクッキーなどは卵やバター、生クリームがたっぷりなので、エネルギーだけでなくコレステロールも多くなってしまう。この手作りパンナコッタは、生クリームを少量使用するにとどめ、コレステロールを抑えてある。ダイエット中、甘いものが食べたくなったときにもどうぞ。

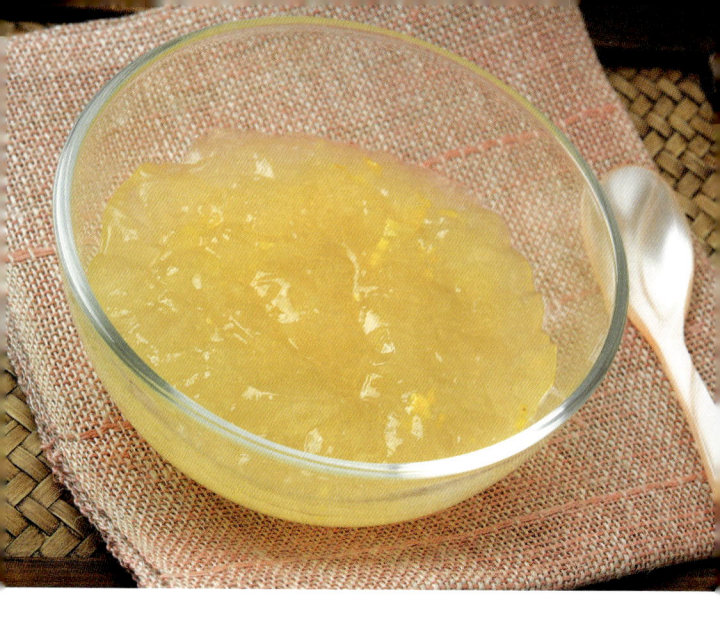

さわやかゆずゼリー

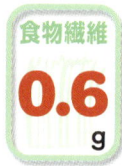

エネルギー	脂質	コレステロール	食物繊維	食塩
101 kcal	0.1 g	0 mg	0.6 g	0.0 g

材料（2人分）

ゆず果汁1/2カップ　水1カップ　三温糖大さじ3
板ゼラチン2枚（3g）　ゆずの皮みじん切り大さじ1
はちみつ大さじ1

作り方

① 板ゼラチンはたっぷりの水（分量外）につけ、15分くらいふやかしておく。やわらかくなったら水からあげ、水気をしっかりときる。
② 鍋にゆず果汁と水、三温糖を合わせて火にかける。三温糖が溶けたら、みじん切りのゆず皮を加えて火を止める。❶のゼラチンを加え、よく溶かす。
③ バットに流し入れ、冷蔵庫で冷やしかためる。
④ ❸を軽く混ぜ、冷やした器に盛りつける。はちみつを好みでかける。

ポイント

- 中性脂肪が高い人は、甘いものを食べる習慣があることが多いが、菓子や果物は少量でも高エネルギーなものが多いので注意が必要。どうしてもというときは、甘さ控えめのこのようなゼリーがおすすめ。
- はちみつやメープルシロップは、砂糖よりもエネルギーが低いうえに、風味がよく、まろやかな甘みがある。無糖ヨーグルトなどに甘みが欲しいときには利用するとよい。ただし、使い過ぎないこと。

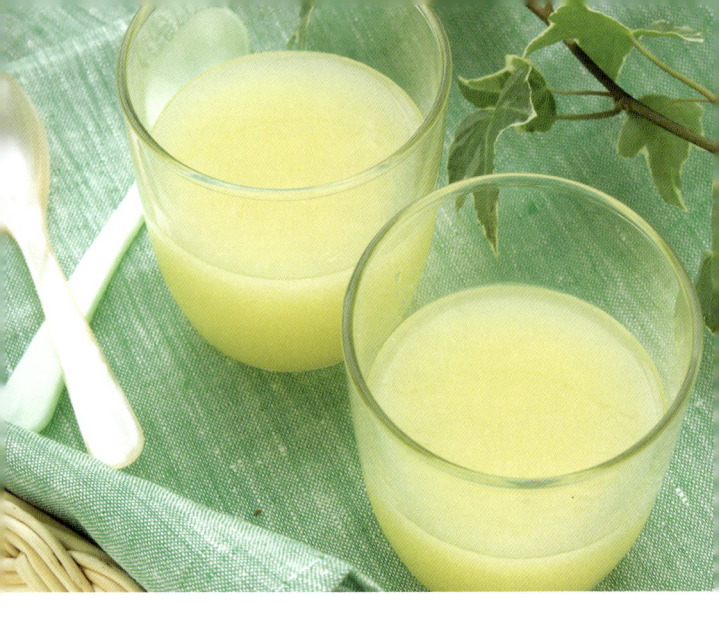

ゆるるんグレープフルーツジュース

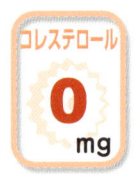

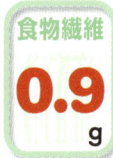

エネルギー	脂質	コレステロール	食物繊維	食塩
74 kcal	0.2 g	0 mg	0.9 g	0.1 g

材料（2人分）

グレープフルーツジュース（果汁100%）360mL
棒寒天2g　塩少々

作り方

① 棒寒天は、1～2時間水につけたらしっかり水気をきり、細かくちぎる。
② 鍋にグレープフルーツジュースと、❶を入れ、中火にかける。
③ 沸騰したら弱火にして、寒天を煮溶かし、塩を入れる。
④ バットに流し、冷蔵庫で冷やしかためる。
⑤ 冷やしたグラスに❸を崩して入れる。

ポイント

- グレープフルーツに含まれる独特の苦味と酸味には、血栓防止や疲労回復の効果が期待できる。
- 寒天はゼラチンと違い、ほとんどエネルギーがないのでダイエット中にも安心な食材。消化が悪いともいわれるが、腸の蠕動運動を助ける働きがあり、便秘予防になる。

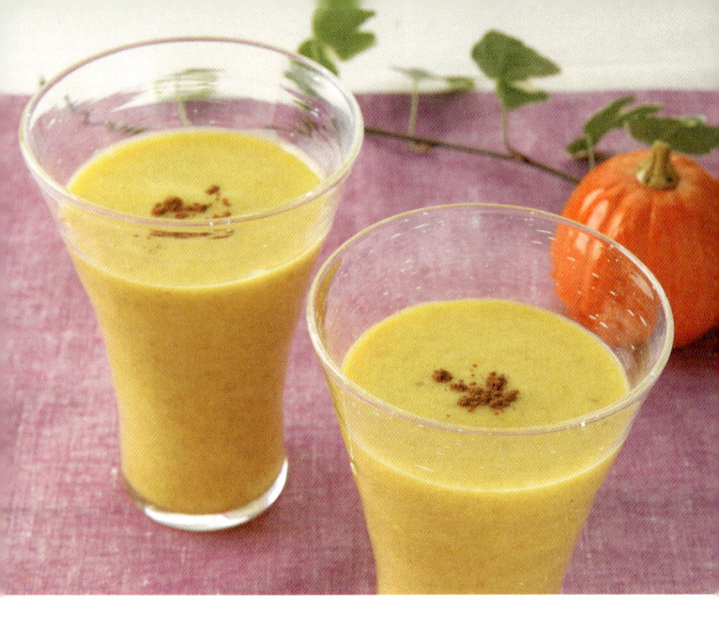

バナナとかぼちゃのジュース

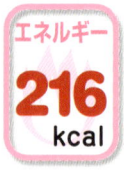

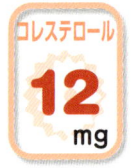

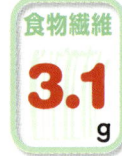

エネルギー	脂質	コレステロール	食物繊維	食塩
216 kcal	4.2 g	12 mg	3.1 g	0.1 g

材料（2人分）

バナナ240g　かぼちゃ100g　牛乳1カップ
シナモン少々

作り方

① かぼちゃは皮をむき、1cm厚さのくし型に切り、ラップをかけて電子レンジで1～2分加熱する。
② バナナ、冷ましたかぼちゃ、牛乳をミキサーにかける。
③ 冷やした❷をグラスに注ぎ、好みでシナモンをふる。

ポイント

- バナナは1本でごはん1/2膳分のエネルギーに相当するほど糖質が高いが、水分代謝を促すカリウムが豊富。牛乳に含まれるカゼインとバナナのカリウムを一緒にとることで血圧を下げ、心臓への負担軽減に役立つ。また、食物繊維も豊富なので、毎日1本食べると、便秘の予防に効果的。食べる量には注意すること。
- ミキサーにかける前に、材料を冷やしておいてもおいしい。

もう1品！

なすとキャベツの即席漬け

22kcal　食塩1.0g

材料（2人分）
なす100g　キャベツ60g　みょうが1個
しょうが2かけ　塩少々

作り方
① なすは、へたを除いて縦半分に切り、斜め薄切りにする。キャベツは3cm角に切る。みょうがは、薄切り、しょうがはせん切りにする。
② ❶に塩をふって10分置き、水気を軽く絞る。

クレソンサラダ

90kcal　食塩0.7g

材料（2人分）
クレソン50g　レタス20g　セロリ30g　スイートコーン大さじ5　Ⓐ[オリーブ油・ワインビネガー各大さじ1　塩・黒こしょう各少々]

作り方
① クレソンは硬い部分を切り、食べやすい大きさに切る。② レタスはひと口大、セロリは筋を除いて3cm長さに切り、薄切りにする。③ ボウルに❶、❷、コーンを入れ、Ⓐであえる。

付録・食品別栄養成分

表の見方

トマト

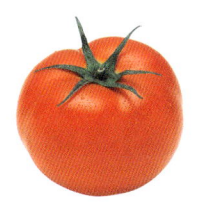

	100gあたり		中1個200g
エ	19kcal	エ	37kcal
脂	0.1g	脂	0.2g
コ	0mg	コ	0mg
繊	1.0g	繊	1.9g
塩	0.0g	塩	0.0g

正味194g

可食部100gあたりのエネルギー量、脂質、コレステロール、食物繊維、食塩相当量

目安量あたりのエネルギー量、脂質、コレステロール、食物繊維、食塩相当量

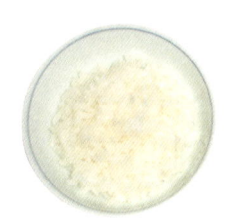

ごはん

100gあたり	茶碗1膳150g
エ 168kcal	エ 252kcal
脂 0.3g	脂 0.5g
コ 0mg	コ 0mg
繊 0.3g	繊 0.5g
塩 0.0g	塩 0.0g

かゆ(五分)

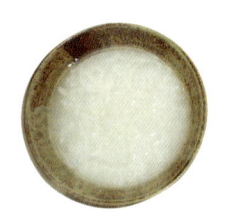

100gあたり	茶碗大1杯200g
エ 36kcal	エ 72kcal
脂 0.1g	脂 0.2g
コ 0mg	コ 0mg
繊 0.1g	繊 0.2g
塩 0.0g	塩 0.0g

おにぎり

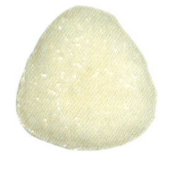

100gあたり	1個110g
エ 179kcal	エ 197kcal
脂 0.3g	脂 0.3g
コ 0mg	コ 0mg
繊 0.4g	繊 0.4g
塩 0.5g	塩 0.6g

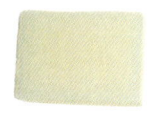

もち

100gあたり	1個50g
エ 235kcal	エ 118kcal
脂 0.8g	脂 0.4g
コ 0mg	コ 0mg
繊 0.8g	繊 0.4g
塩 0.0g	塩 0.0g

食パン

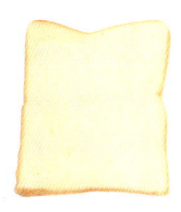

100gあたり		6枚切1枚60g	
エ	264kcal	エ	158kcal
脂	4.4g	脂	2.6g
コ	0mg	コ	0mg
繊	2.3g	繊	1.4g
塩	1.3g	塩	0.8g

クロワッサン

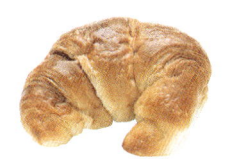

100gあたり		1個40g	
エ	448kcal	エ	179kcal
脂	26.8g	脂	10.7g
コ	微量	コ	微量
繊	1.8g	繊	0.7g
塩	1.2g	塩	0.5g

うどん(ゆで)

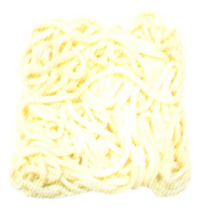

100gあたり		1玉250g	
エ	105kcal	エ	263kcal
脂	0.4g	脂	1.0g
コ	0mg	コ	0mg
繊	0.8g	繊	2.0g
塩	0.3g	塩	0.8g

中華めん(生)

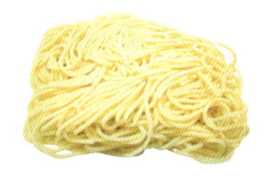

100gあたり		1玉120g	
エ	281kcal	エ	337kcal
脂	1.2g	脂	1.4g
コ	0mg	コ	0mg
繊	2.1g	繊	2.5g
塩	1.0g	塩	1.2g

そうめん（乾）

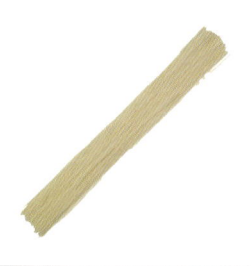

100gあたり		1食分80g	
エ	356kcal	エ	285kcal
脂	1.1g	脂	0.9g
コ	0mg	コ	0mg
繊	2.5g	繊	2.0g
塩	※3.8g	塩	3.0g

※ゆでた後は0.2g

そば（乾）

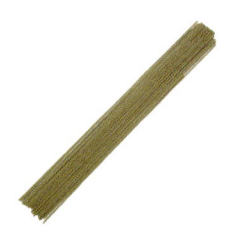

100gあたり		1食分100g	
エ	344kcal	エ	344kcal
脂	2.3g	脂	2.3g
コ	0mg	コ	0mg
繊	3.7g	繊	3.7g
塩	2.2g	塩	2.2g

スパゲティ（乾）

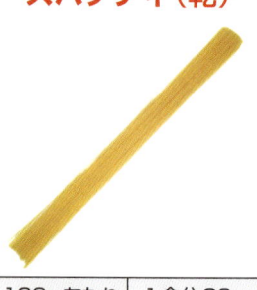

100gあたり		1食分80g	
エ	378kcal	エ	302kcal
脂	2.2g	脂	1.8g
コ	0mg	コ	0mg
繊	2.7g	繊	2.2g
塩	0.0g	塩	0.0g

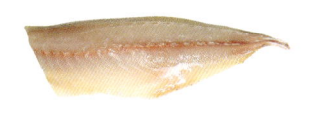

あじ

100gあたり		中1尾180g	
エ	121kcal	エ	98kcal
脂	3.5g	脂	2.8g
コ	77mg	コ	62mg
繊	0.0g	繊	0.0g
塩	0.3g	塩	0.2g

正味81g

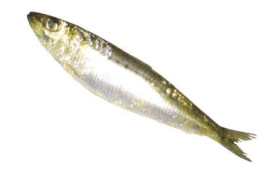

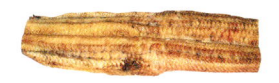

いわし

100gあたり	中1尾100g
エ 217kcal	エ 109kcal
脂 13.9g	脂 7.0g
コ 65mg	コ 33mg
繊 0.0g	繊 0.0g
塩 0.3g	塩 0.2g

正味50g

うなぎ（蒲焼き）

100gあたり	1串100g
エ 293kcal	エ 293kcal
脂 21.0g	脂 21.0g
コ 230mg	コ 230mg
繊 0.0g	繊 0.0g
塩 1.3g	塩 1.3g

かつお（春）

100gあたり	1節300g
エ 114kcal	エ 342kcal
脂 0.5g	脂 1.5g
コ 60mg	コ 180mg
繊 0.0g	繊 0.0g
塩 0.1g	塩 0.3g

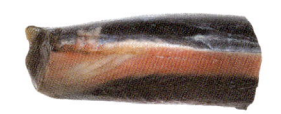

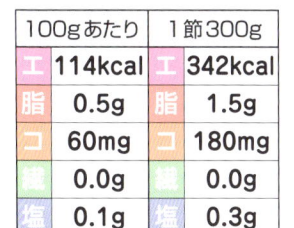

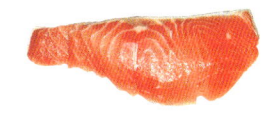

さけ

100gあたり	1切120g
エ 138kcal	エ 166kcal
脂 4.5g	脂 5.4g
コ 51mg	コ 61mg
繊 0.0g	繊 0.0g
塩 0.1g	塩 0.1g

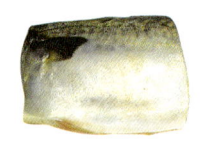

さば

100gあたり	1切100g
エ 202kcal	エ 202kcal
脂 12.1g	脂 12.1g
コ 64mg	コ 64mg
繊 0.0g	繊 0.0g
塩 0.4g	塩 0.4g

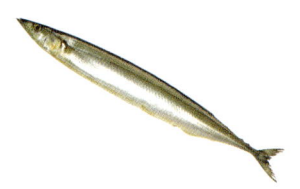

さんま

100gあたり	中1尾150g
エ 310kcal	エ 326kcal
脂 24.6g	脂 25.8g
コ 66mg	コ 69mg
繊 0.0g	繊 0.0g
塩 0.3g	塩 0.3g

正味105g

ししゃも

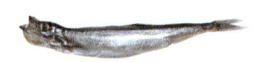

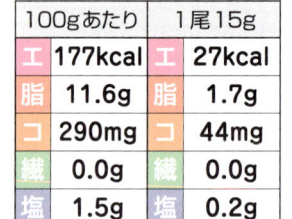

100gあたり	1尾15g
エ 177kcal	エ 27kcal
脂 11.6g	脂 1.7g
コ 290mg	コ 44mg
繊 0.0g	繊 0.0g
塩 1.5g	塩 0.2g

たい

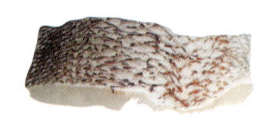

100gあたり	1切100g
エ 194kcal	エ 194kcal
脂 10.8g	脂 10.8g
コ 72mg	コ 72mg
繊 0.0g	繊 0.0g
塩 0.1g	塩 0.1g

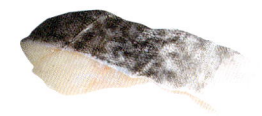

たら

100gあたり		1切100g	
エ	77kcal	エ	77kcal
脂	0.2g	脂	0.2g
コ	58mg	コ	58mg
繊	0.0g	繊	0.0g
塩	0.3g	塩	0.3g

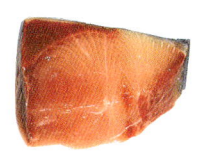

ぶり

100gあたり		1切90g	
エ	257kcal	エ	231kcal
脂	17.6g	脂	15.8g
コ	72mg	コ	65mg
繊	0.0g	繊	0.0g
塩	0.1g	塩	0.1g

まぐろ（赤身）

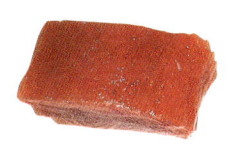

100gあたり		1食分80g	
エ	125kcal	エ	100kcal
脂	1.4g	脂	1.1g
コ	50mg	コ	40mg
繊	0.0g	繊	0.0g
塩	0.1g	塩	0.1g

あさり

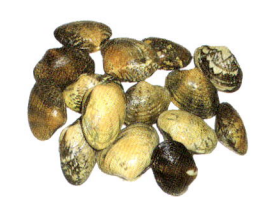

100gあたり		1食分80g	
エ	30kcal	エ	10kcal
脂	0.3g	脂	0.1g
コ	40mg	コ	13mg
繊	0.0g	繊	0.0g
塩	2.2g	塩	0.7g

正味32g

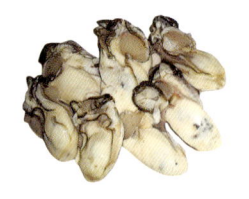

かき

100gあたり		1食分50g	
エ	60kcal	エ	30kcal
脂	1.4g	脂	0.7g
コ	51mg	コ	26mg
繊	0.0g	繊	0.0g
塩	1.3g	塩	0.7g

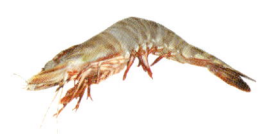

えび

100gあたり		中1尾40g	
エ	97kcal	エ	17kcal
脂	0.6g	脂	0.1g
コ	170mg	コ	31mg
繊	0.0g	繊	0.0g
塩	0.4g	塩	0.1g

正味18g

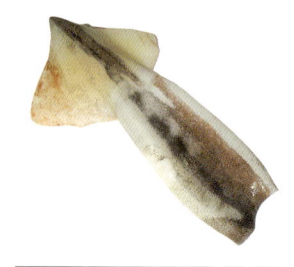

いか

100gあたり		1ぱい300g	
エ	88kcal	エ	198kcal
脂	1.2g	脂	2.7g
コ	270mg	コ	608mg
繊	0.0g	繊	0.0g
塩	0.8g	塩	1.8g

正味225g

たこ（ゆで）

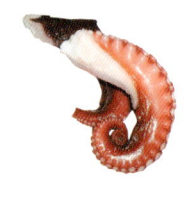

100gあたり		足1本150g	
エ	99kcal	エ	149kcal
脂	0.7g	脂	1.1g
コ	150mg	コ	225mg
繊	0.0g	繊	0.0g
塩	0.6g	塩	0.9g

和牛肩ロース（脂身つき）

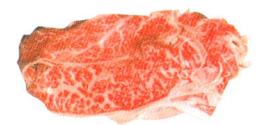

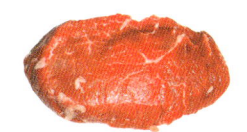

100gあたり		薄切り1枚30g	
エ	411kcal	エ	123kcal
脂	37.4g	脂	11.2g
コ	89mg	コ	27mg
繊	0.0g	繊	0.0g
塩	0.1g	塩	0.0g

和牛ヒレ

100gあたり		厚切り1枚100g	
エ	223kcal	エ	223kcal
脂	15.0g	脂	15.0g
コ	66mg	コ	66mg
繊	0.0g	繊	0.0g
塩	0.1g	塩	0.1g

和牛バラ

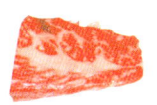

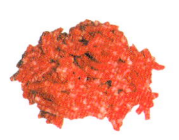

100gあたり		薄切り1枚30g	
エ	517kcal	エ	155kcal
脂	50.0g	脂	15.0g
コ	98mg	コ	29mg
繊	0.0g	繊	0.0g
塩	0.1g	塩	0.0g

牛ひき肉

100gあたり		1食分80g	
エ	224kcal	エ	179kcal
脂	15.1g	脂	12.1g
コ	67mg	コ	54mg
繊	0.0g	繊	0.0g
塩	0.1g	塩	0.1g

豚ロース（脂身つき）

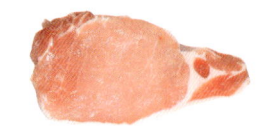

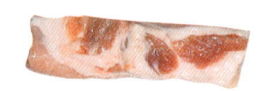

100gあたり		薄切り1枚30g	
エ	263kcal	エ	79kcal
脂	19.2g	脂	5.8g
コ	61mg	コ	18mg
繊	0.0g	繊	0.0g
塩	0.1g	塩	0.0g

豚バラ

100gあたり		薄切り1枚30g	
エ	386kcal	エ	116kcal
脂	34.6g	脂	10.4g
コ	70mg	コ	21mg
繊	0.0g	繊	0.0g
塩	0.1g	塩	0.0g

豚ひき肉

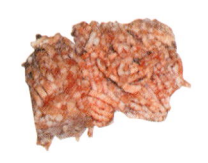

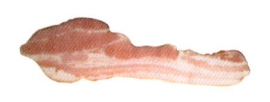

100gあたり		1食分80g	
エ	221kcal	エ	177kcal
脂	15.1g	脂	12.1g
コ	76mg	コ	61mg
繊	0.0g	繊	0.0g
塩	0.1g	塩	0.1g

ベーコン

100gあたり		1枚20g	
エ	405kcal	エ	81kcal
脂	39.1g	脂	7.8g
コ	50mg	コ	10mg
繊	0.0g	繊	0.0g
塩	2.0g	塩	0.4g

ハム

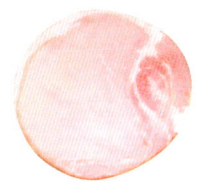

100gあたり		1枚20g	
エ	196kcal	エ	39kcal
脂	13.9g	脂	2.8g
コ	40mg	コ	8mg
繊	0.0g	繊	0.0g
塩	2.5g	塩	0.5g

ソーセージ

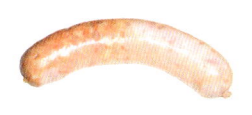

100gあたり		1本15g	
エ	321kcal	エ	48kcal
脂	28.5g	脂	4.3g
コ	57mg	コ	9mg
繊	0.0g	繊	0.0g
塩	1.9g	塩	0.3g

鶏もも（皮つき）

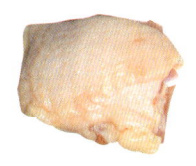

100gあたり		1枚250g	
エ	200kcal	エ	500kcal
脂	14.0g	脂	35.0g
コ	98mg	コ	245mg
繊	0.0g	繊	0.0g
塩	0.1g	塩	0.3g

ささ身

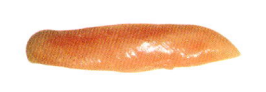

100gあたり		1枚50g	
エ	105kcal	エ	50kcal
脂	0.8g	脂	0.4g
コ	67mg	コ	32mg
繊	0.0g	繊	0.0g
塩	0.1g	塩	0.0g

正味48g

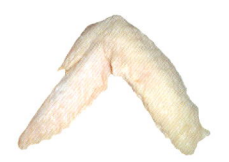

手羽先

100gあたり		1本35g	
エ	211kcal	エ	40kcal
脂	14.6g	脂	2.8g
コ	120mg	コ	23mg
繊	0.0g	繊	0.0g
塩	0.2g	塩	0.0g

正味19g

鶏ひき肉

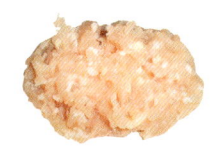

100gあたり		1食分80g	
エ	166kcal	エ	133kcal
脂	8.3g	脂	6.6g
コ	75mg	コ	60mg
繊	0.0g	繊	0.0g
塩	0.2g	塩	0.2g

卵

100gあたり		1個60g	
エ	151kcal	エ	77kcal
脂	10.3g	脂	5.3g
コ	420mg	コ	214mg
繊	0.0g	繊	0.0g
塩	0.4g	塩	0.2g

正味51g

豆腐（木綿）

100gあたり		1丁300g	
エ	72kcal	エ	216kcal
脂	4.2g	脂	12.6g
コ	0mg	コ	0mg
繊	0.4g	繊	1.2g
塩	0.0g	塩	0.0g

がんもどき

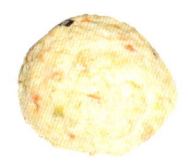

100gあたり	中1個80g
エ 228kcal	エ 182kcal
脂 17.8g	脂 14.2g
コ 微量	コ 微量
繊 1.4g	繊 1.1g
塩 0.5g	塩 0.4g

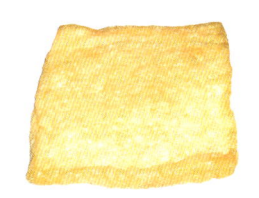

油揚げ

100gあたり	1枚25g
エ 386kcal	エ 97kcal
脂 33.1g	脂 8.3g
コ 微量	コ 微量
繊 1.1g	繊 0.3g
塩 0.0g	塩 0.0g

大豆（水煮缶詰）

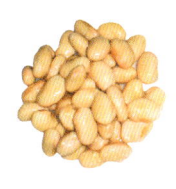

100gあたり	1カップ130g
エ 140kcal	エ 182kcal
脂 6.7g	脂 8.7g
コ 微量	コ 微量
繊 6.8g	繊 8.8g
塩 0.5g	塩 0.7g

キャベツ

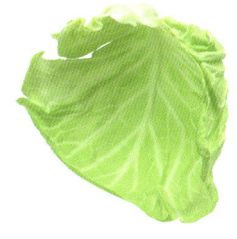

100gあたり	中1枚60g
エ 23kcal	エ 12kcal
脂 0.2g	脂 0.1g
コ 0mg	コ 0mg
繊 1.8g	繊 1.0g
塩 0.0g	塩 0.0g

正味54g

きゅうり

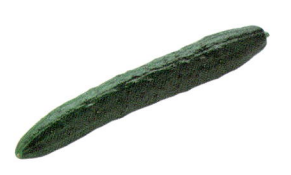

100gあたり		1本100g	
エ	14kcal	エ	14kcal
脂	0.1g	脂	0.1g
コ	0mg	コ	0mg
繊	1.1g	繊	1.1g
塩	0.0g	塩	0.0g

正味98g

たまねぎ

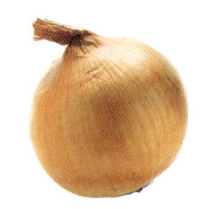

100gあたり		中1個200g	
エ	37kcal	エ	70kcal
脂	0.1g	脂	0.2g
コ	1mg	コ	2mg
繊	1.6g	繊	3.0g
塩	0.0g	塩	0.0g

正味188g

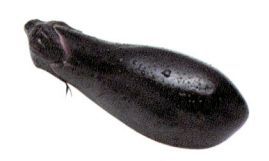

なす

100gあたり		1個70g	
エ	22kcal	エ	14kcal
脂	0.1g	脂	0.1g
コ	1mg	コ	1mg
繊	2.2g	繊	1.4g
塩	0.0g	塩	0.0g

正味63g

こまつな

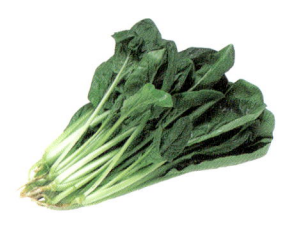

100gあたり		1束300g	
エ	14kcal	エ	36kcal
脂	0.2g	脂	0.5g
コ	0mg	コ	0mg
繊	1.9g	繊	4.8g
塩	0.0g	塩	0.0g

正味255g

にんじん

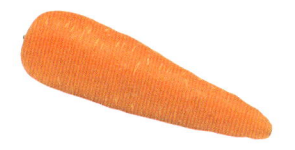

100gあたり		中1本200g	
エ	37kcal	エ	72kcal
脂	0.1g	脂	0.2g
コ	0mg	コ	0mg
繊	2.7g	繊	5.2g
塩	0.1g	塩	0.2g

正味194g

ピーマン

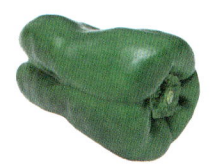

100gあたり		中1個40g	
エ	22kcal	エ	7kcal
脂	0.2g	脂	0.1g
コ	0mg	コ	0mg
繊	2.3g	繊	0.8g
塩	0.0g	塩	0.0g

正味34g

ブロッコリー

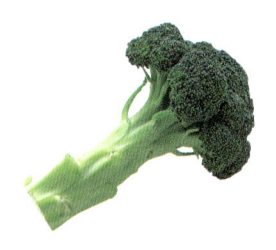

100gあたり		1株200g	
エ	33kcal	エ	33kcal
脂	0.5g	脂	0.5g
コ	0mg	コ	0mg
繊	4.4g	繊	4.4g
塩	0.1g	塩	0.1g

正味100g

トマト

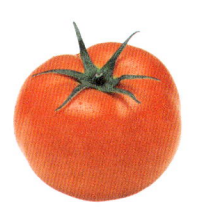

100gあたり		中1個200g	
エ	19kcal	エ	37kcal
脂	0.1g	脂	0.2g
コ	0mg	コ	0mg
繊	1.0g	繊	1.9g
塩	0.0g	塩	0.0g

正味194g

かぼちゃ（西洋）

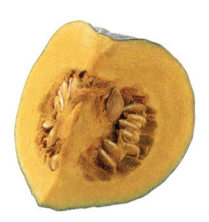

100gあたり		1食120g	
エ	91kcal	エ	98kcal
脂	0.3g	脂	0.3g
コ	0mg	コ	0mg
繊	3.5g	繊	3.8g
塩	0.0g	塩	0.0g

正味108g

じゃがいも

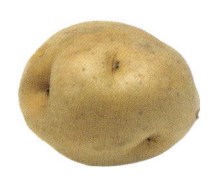

100gあたり		中1個150g	
エ	76kcal	エ	103kcal
脂	0.1g	脂	0.1g
コ	0mg	コ	0mg
繊	1.3g	繊	1.8g
塩	0.0g	塩	0.0g

正味135g

しいたけ

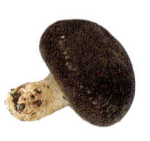

100gあたり		1個15g	
エ	18kcal	エ	2kcal
脂	0.4g	脂	微量
コ	0mg	コ	0mg
繊	3.5g	繊	0.4g
塩	0.0g	塩	0.0g

正味11g

えのきたけ

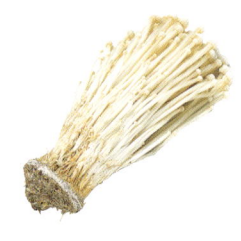

100gあたり		1袋100g	
エ	22kcal	エ	19kcal
脂	0.2g	脂	0.2g
コ	0mg	コ	0mg
繊	3.9g	繊	3.3g
塩	0.0g	塩	0.0g

正味85g

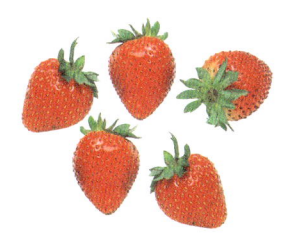

いちご

100gあたり		5粒80g	
エ	34kcal	エ	27kcal
脂	0.1g	脂	0.1g
コ	0mg	コ	0mg
繊	1.4g	繊	1.1g
塩	0.0g	塩	0.0g

正味78g

りんご

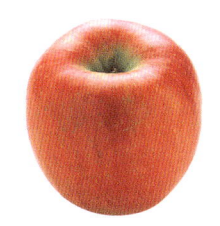

100gあたり		1個300g	
エ	54kcal	エ	138kcal
脂	0.1g	脂	0.3g
コ	0mg	コ	0mg
繊	1.5g	繊	3.8g
塩	0.0g	塩	0.0g

正味255g

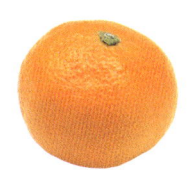

みかん

100gあたり		1個100g	
エ	46kcal	エ	37kcal
脂	0.1g	脂	0.1g
コ	0mg	コ	0mg
繊	1.0g	繊	0.8g
塩	0.0g	塩	0.0g

正味80g

バナナ

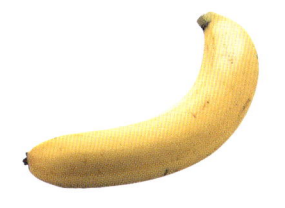

100gあたり		1本150g	
エ	86kcal	エ	77kcal
脂	0.2g	脂	0.2g
コ	0mg	コ	0mg
繊	1.1g	繊	1.0g
塩	0.0g	塩	0.0g

正味90g

ビール（淡色）

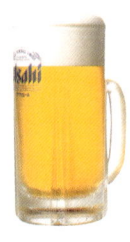

100gあたり		レギュラー1缶353g	
エ	40kcal	エ	141kcal
脂	微量	脂	微量
コ	0mg	コ	0mg
繊	0.0g	繊	0.0g
塩	0.0g	塩	0.0g

写真提供●鮒忠

ワイン（赤）

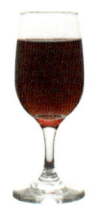

100gあたり		1杯100g	
エ	73kcal	エ	73kcal
脂	微量	脂	微量
コ	0mg	コ	0mg
繊	未測定	繊	未測定
塩	0.0g	塩	0.0g

焼酎（乙）

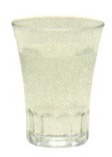

100gあたり		1杯100g	
エ	146kcal	エ	146kcal
脂	0.0g	脂	0.0g
コ	0mg	コ	0mg
繊	0.0g	繊	0.0g
塩	未測定	塩	未測定

清酒（純米酒）

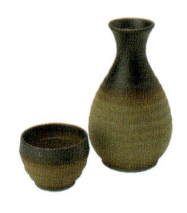

100gあたり		1合180g	
エ	103kcal	エ	185kcal
脂	微量	脂	微量
コ	0mg	コ	0mg
繊	0.0g	繊	0.0g
塩	0.0g	塩	0.0g

基本はバランスのよい食事

　まずは、長年のライフスタイルを見直し、どこに改善ポイントがあるのかを知ることが大切です。問題点が明確になったら、次は1日に必要なエネルギー量を知り、何をどれぐらい食べたらよいのかを理解して、バランスのよい食生活に変えていきましょう。

■生活習慣を見直してみましょう■

●食生活チェック

①1日の摂取エネルギー量が適正エネルギー量（p140参照）より多い。
②食べ過ぎ、早食いをしがち。
③好きなものばかり食べてしまう。または偏食が多い。
④とくにコレステロールの多い食品〔鶏卵（卵黄）、うなぎ、鶏レバー、たらこ、いくらなど〕が好き。
⑤魚類よりも肉類を多く食べている。
⑥青い背の魚を食べることが少ない。
⑦野菜や海藻、きのこなど食物繊維の多い食品をあまり食べない。
⑧揚げ物や焼肉など脂っこい物が好き。
⑨毎日アルコールを飲む。
⑩毎日甘いお菓子を食べる。果物を毎日大量に食べる。
⑪インスタント食品やスナック菓子をよく食べる。
⑫外食が多い。
⑬夜遅く、または寝る前に食べることが多い。

●生活チェック
①最近太り気味だ。
②おなか回りが気になる。
③1日のなかで動くことが少ない。
④運動(1回30分程度、1日8,000歩程度)は週3回以下。
⑤ストレスがたまっている。
⑥寝不足気味または疲れがたまっている。
⑦たばこがやめられない。
※ひとつでも思い当たる点があれば、そこが改善ポイントです！ できるところから変えていきましょう。

1日に必要なエネルギー量を把握しましょう

●適正なエネルギー摂取量とは？

　1日に必要なエネルギー摂取量は、一人ひとり違います。年齢や性別はもちろん、体格、仕事内容、生活環境、どのぐらい体を動かしているのかなどを考慮しなくてはいけません。まずは、標準体重（p140参照）を求めて、それから適正エネルギーの計算式に、自分のデータを当てはめて算出してみてください。

●1食分の適正エネルギー量を知ろう

　1日の適正エネルギー量がわかったら、それを3で割って1食分の適正エネルギー量も算出しておくと、毎日の食事の献立を考えるときや、外食のとき（メニューやコンビニのお弁当にもカロリー表示がありますね）に便利です。飲酒や間食の習慣がある場合は、全体のエネルギーから、その分量を引き、3で割ったものになります。

朝食を食べずに2食で1日分をとったり、夜に前の2食で不足したエネルギーをとるといった方法では、脂肪がたまりやすくなるので、やめましょう。

さらに、適度な運動を取り入れて、消費エネルギーを増やしましょう。体重が標準体重をオーバーしている人は、減量する目標体重を定めて、少しずつでも体重を減らしていけるようがんばりましょう。

● **目標体重を決めよう！**

現在の体重の5%減らすことからはじめましょう。

体重【　　　】kg×5%=【　　】kg減量する！

※体重が1kg減ると腹囲も1cm減ります。

※1カ月に1〜2kgの減量をおすすめします。

● **何をどれくらい食べたらよい？（献立の組み立て方）**

1日に必要な適正エネルギーがわかったら、何をどれぐらい食べたらよいのかを考えながら、献立を組み立てていきましょう。1日の栄養素の目標量は下記の表を参考にしてください。

1日のエネルギー量と三大栄養素の摂取目安例

エネルギー (kcal)	たんぱく質 (g)	脂質 (g)	炭水化物 (g)
1700	63.8〜85.0	37.8〜47.2	234〜255
2000	75.0〜100	44.4〜55.6	275〜300
2300	86.0〜115.0	51.1〜63.9	316〜345

献立を考える際には「1日30品目」が目標です。とはいえ、なかなか30品目の入った献立を考えるのも難しいもの。基本は「一汁三菜」。主食（ごはんor

パンorめん）と汁物＋主菜（肉or魚、卵、大豆）＋副菜（たっぷりの野菜・きのこ・海藻類）。これに果物、乳製品、大さじ1〜2の油を組み合わせましょう。みそ汁やスープを具だくさんにすると、多くの食品が一度に摂取できます。

■コレステロール・中性脂肪を下げる食事のポイント■

●コレステロールを下げるポイント

①1日の摂取目安は、300mg以下です。コレステロールを多く含む食品は、食べてはいけないのではなく「控えめ」を心がけて。卵黄、魚卵、肉類の脂身、高脂肪の乳製品などに多く含まれています。

・肉類の脂肪はできるだけ避けて、赤身を利用する。
・魚類は、HDLコレステロールを多く含むので積極的にとる。
・臓物類（レバーなど）、魚卵は継続して食べない。
・鶏卵は各種栄養素をバランスよく含む食品なので、上手に利用する。ただし毎日の摂取は避けて。
・乳製品は動物性脂肪を多く含み、LDLコレステロール値を上げる作用があるのでとり過ぎない。
・大豆製品はLDLコレステロールを下げ、抗酸化物質イソフラボンを含むので1日1回は摂取する。

②炭水化物・たんぱく質・脂質、ビタミン、ミネラル、食物繊維をバランスよく食べましょう。1日の総摂取エネルギーを守るだけでなく、どの栄養素からどれくらいの割合で摂取しているかを考慮する必要があります。主食、主菜、副菜を毎日の食事にそろえ、偏るこ

となくバランスを考えて食べることが基本です。
●中性脂肪を下げるポイント
①ごはん、パンなど炭水化物の摂取量に注意しましょう。また肉の脂身やバターなど、動物性の脂肪を多くとり過ぎないように。アルコールやお菓子などの嗜好品も控えめにしましょう。

②炭水化物、たんぱく質、脂質、ビタミン、ミネラル、食物繊維をバランスよく食べましょう。

③油脂類・油はエネルギーが高く、中性脂肪を上げる作用があるので、揚げ物や油を多く使用する料理は控えめにしましょう。

※LDLコレステロール値・中性脂肪値ともに高い場合は、両方の注意点に留意してください。

●意識してとりたい栄養素
食物繊維：食物繊維には、余分な栄養素や有害物質を体外に排出する働きがあります。1日25g以上摂取しましょう。コレステロールが腸管から吸収されるのを防ぎ、便とともに排出させます。また、肥満や便秘の改善にも役立ちます。1日に必要な食物繊維を野菜の量に換算すると350g。きのこ類・海藻類・豆類・未精白の穀類なども積極的に取り入れましょう。

ビタミンC・E：コレステロールが酸化した状態が、動脈硬化の進行を速めてしまうといわれていますが、ビタミンCやE、カロテンなどにはこれを防ぐ作用があります。緑黄色野菜や果物・いも類・大豆製品などに豊富に含まれています。

ミネラル：食事制限にばかり気をとられていると、つ

いつい不足しがちになってしまうのがビタミンやミネラル。とくに食塩を排出してくれるカリウムや活性酸素を抑え代謝をスムーズにするマグネシウム、骨を作り高血圧予防に役立つカルシウムなどは、積極的にとりたい成分。ほうれんそう、こまつななどはカリウムもマグネシウムも多く含む優秀食品。カルシウムは干しえび、うるめいわし、乳製品に多く含まれます。

DHA・IPA（EPA）：魚（とくに青背の魚）に多く含まれるDHA（ドコサヘキサエン酸）やIPA（イコサペンタエン酸・EPAとも）などの不飽和脂肪酸は、肝臓での中性脂肪の合成を抑える働きや、血栓を防ぎ動脈硬化の進行を抑える働きがあります。ただし、不飽和脂肪酸は酸化しやすく、酸化が進むと「過酸化脂質」が生じ、体内に入ると血管の内壁を傷つけたりして動脈硬化を促進するともいわれています。できるだけ新鮮なうちに食べることが大切です。また、DHAもIPAも脂肪なので、とり過ぎは禁物です。

●とり過ぎに注意が必要な食品

炭水化物：炭水化物・糖分のとり過ぎは、体内の脂肪合成を促進します。エネルギーのもとである炭水化物ですが、主食や甘いお菓子などをとり過ぎると、中性脂肪となって体内に蓄えられてしまいます。とくに菓子類やジュースなどの清涼飲料水は、砂糖などの糖分を多く含むので、穀類やいも類から適量を摂取するようにしましょう。

油・油脂類：動物性脂肪を避け、植物性脂肪を使用しましょう。オリーブ油などに含まれるオレイン酸は、

HDLコレステロールを下げずにLDLコレステロールを下げる作用があります。コレステロールの吸収を抑えたり、中性脂肪をつきにくくする特定保健用食品の油脂類を上手に利用するのもよいでしょう。ただし、いずれの油もエネルギーを多く含むことは変わりません。使い過ぎには注意しましょう。

アルコール：飲酒により、中性脂肪が増えやすいので控えめに。お酒自体のエネルギーもあるうえに、高エネルギーのおつまみの食べ過ぎにもつながります。できれば禁酒したいものですが、どうしてもという場合は、ビールなら500mL、日本酒なら1合、焼酎なら100mLまでと量を決めて。魚や大豆製品、野菜やきのこ、海藻などのおつまみを食べながらゆっくり適量をいただきましょう。週に2日連続の休肝日を作ることも大切です。また、飲んだ翌日は、飲んだ分を早めに運動で消費しましょう。ビール350mL＝140kcal⇒30分以上の歩行が必要です。

■コレステロール・中性脂肪を減らす生活スタイル■

●外食に注意

　外食の際は栄養素が偏りがちな丼物や脂っこい物は避け、和食の定食を選ぶようにしましょう。ごはんの量が多いのにも注意です。カロリー表示がされている場合は、参考にしましょう。おにぎりと単品のお総菜、サラダなどの組み合わせなどがおすすめです。

●よく噛んで、満腹感を味わう

　よく噛んでゆっくり食べると、食品が消化吸収され、

ブドウ糖やアミノ酸が、脳の視床下部の満腹中枢を刺激し、満腹感が生じます。ゆっくり20〜30分かけて食事をするように心がけましょう。

●食事は1日3回、時間を決めて

食事を抜いたり、不規則で次の食事まで時間があいて空腹状態が長く続いたりすると、体はエネルギーを確保しようと体内でより多くの中性脂肪を作り出してしまいます。毎日3回を決まった時間に、朝・昼はしっかり、夜は軽めにとるのが理想的です。

●適度な運動が有効

内臓脂肪を減らすためには、定期的に運動することが有効です。運動することでエネルギーを効率よく消費し、内臓脂肪を減少させることができます。ウォーキングや速歩、エアロビクスなど、「やや汗ばむ」程度の運動を10分以上続けて行うことで、内臓脂肪を効率よく減少させることができます。ただし、無理な運動はかえって病気の悪化につながりますので、心配な場合は、かかりつけの医師に相談しましょう。

●禁煙、そしてストレスをためない生活を心がける

たばこにはHDLコレステロールを減らし、中性脂肪やLDLコレステロールを増やす作用があります。また、動脈硬化を引き起こす原因となる「変性LDL」も増加させます。喫煙者ばかりでなく家族など周りの人にも悪影響がありますので、禁煙するようにしましょう。ストレスが多い生活も、血圧や血糖値、脂質値を上げ、動脈硬化などの危険が高まります。早いうちに気分転換をはかり、心身をリラックスさせることが必要です。

外食メニューなどに含まれる エネルギー量と食塩量

メニュー名	エネルギー量（kcal）	食塩相当量(g)
焼き魚定食	520	4.5
刺身定食	591	6.2
親子丼	649	3.6
天丼	765	3.3
かつ丼	891	5.7
ざるそば	287	2.9
鍋焼きうどん	584	5.6
カレーライス	690	4.0
スパゲティミートソース	600	2.9
ラーメン	452	6.1
チャーハン	578	2.7
ハンバーガー	259	1.5
フライドポテト	215	0.3
フライドチキン	203	1.2
おにぎり（さけ・1個）	164	0.9
手巻寿司（シーチキン・1個）	163	0.9
幕の内弁当	886	3.5
ごぼうサラダ	95	0.8
ツナサラダ	175	1.6

●紹介した数値は平均的な例です

調味料などに含まれる
エネルギー量・食塩量一覧

	目安量	エネルギー量(kcal)	食塩相当量(g)
食塩	小さじ1(5g)	0	5.0
うすくち しょうゆ	大さじ1(18g)	10	2.9
	小さじ1(6g)	3	1.0
こいくち しょうゆ	大さじ1(18g)	13	2.6
	小さじ1(6g)	4	0.9
甘みそ	大さじ1(16g)	35	1.0
	小さじ1(5g)	11	0.3
辛みそ	大さじ1(16g)	31	2.0
	小さじ1(5g)	10	0.6
砂糖	大さじ1(8g)	31	0.0
	小さじ1(3g)	12	0.0
みりん風調味料	大さじ1(19g)	43	0.0
ウスターソース	大さじ1(16g)	19	1.3
中濃ソース	大さじ1(15g)	20	0.9
オイスターソース	大さじ1(18g)	19	2.1

メーカーや商品によって異なりますので、この数値は目安としてください。

	目安量	エネルギー量 (kcal)	食塩相当量(g)
トマトケチャップ	大さじ1(16g)	19	0.5
フレンチドレッシング	大さじ1(14g)	57	0.4
和風ドレッシング (ノンオイル)	大さじ1(16g)	13	1.2
マヨネーズ	大さじ1(12g)	84	0.2
米酢	大さじ1(15g)	7	0.0
めんつゆ	大さじ1(16g)	7	0.5
固形コンソメ	1個(4g)	9	1.7
カレールウ	1人分(20g)	102	2.1
サラダ油	大さじ1(13g)	120	0.0
オリーブ油	大さじ1(13g)	120	0.0
ごま油	大さじ1(13g)	120	0.0
バター	1食分(10g)	75	0.2

● 「五訂日本食品標準成分表」を参考に作成しています

標準体重・適正エネルギー量の求め方

【標準体重の求め方】

標準体重(kg)＝身長(m)×身長(m)×22

例）身長170cmの人の場合
1.7(m)×1.7(m)×22≒64（kg）

【適正エネルギー量の求め方】

標準体重(kg)×体重1kg当たりの必要エネルギー(kcal)

例）63.5(kg)×25＝1,600(kcal/日)
※体重1kg当たりの必要エネルギーは身体活動レベルによって異なります。
・デスクワークが中心の人や主婦：25〜30kcal
・セールスマンや販売員：30〜35kcal
・力仕事など重労働中心の人：35kcal

さくいん

[あ〜お]

あさり 117
あさり入りふんわりおから 84
あさりのオイスター炒め 60
あじ 114
あじのかき揚げ 46
油揚げ 123
いか 118
いかとところてんのお刺身サラダ 88
いちご 127
いり豆腐 86
いわし 115
いわしの蒲焼き 48
うどん 113
うなぎ 115
えのきたけ 126
えび 118
えびワンタン 52
おにぎり 112

[か〜こ]

かき 118
かきのチャウダー 98
かつお 115
かぼちゃ 126
かゆ 112
がんもどき 123
絹さやの炒め物 100
きのこのホイル焼き 58
キャベツ 123
牛ひき肉 119
きゅうり 124
具だくさんすいとん 26

くるみ入りポテトサラダ 78
クレソンサラダ 110
クロワッサン 113
香味冷やっこ 58
ゴーヤチャンプル 30
ごはん 112
こまつな 124
こまつなと油揚げのソテー 68
根菜汁 96

[さ〜そ]

さけ 115
ささ身 121
さば 116
さばの南蛮漬け 44
さわやかゆずゼリー 104
さんま 116
しいたけ 126
ししゃも 116
じゃがいも 126
じゃがいもとザーサイの炒め物 76
しゅんぎくときのこのおひたし 70
焼酎 128
食パン 113
すきこんぶの煮物 28
スパゲティ 114
清酒 128
そうめん 114
ソーセージ 121
そば 114

[た〜と]

たい 116
だいこんと油揚げの和風サラダ 72
大豆 123
たこ 118
たことエリンギのイタリア風炒め 54

卵 122
たまねぎ 124
たら 117
筑前煮 36
中華めん 113
手羽先 122
豆腐 122
トマト 125
鶏だんごとかぶの煮物 40
鶏肉と野菜の黒酢あえ 38
鶏ひき肉 122
鶏もも 121

[な～の]

なす 124
なすときゃべつの即席漬け 110
夏野菜のカレースープ 92
にらともやしのピリ辛炒め 64
にんじん 125

[は～ほ]

はくさいとわかめのあえ物 90
バナナ 127
バナナとかぼちゃのジュース 108
ハム 121
パンナコッタ 102
ピーマン 125
ビール 128
ひじきチャーハン 20
豚しゃぶサラダ 32
豚肉となすのみそ炒め 34
豚バラ 120
豚ひき肉 120
豚ロース 120
ぶり 117
ぶりソテー黒酢漬け 50
ブロッコリー 125

ブロッコリーのからしあえ 28
ベーコン 120
ベビーリーフのサラダバルサミコ風味 80
ヘルシー納豆ぎょうざ 56
ほうれんそうとしめじの白あえ 66

[ま～も]

まぐろ 117
まぐろとわけぎのぬた 42
みかん 127
みょうがときゅうりの納豆あえ 74
みょうがとじゃこの梅ごはん 22
もち 112

[や・ゆ・よ]

焼きビーフン 18
ゆるるんグレープフルーツジュース 106

[ら～ろ]

ライ麦パンサラダ 24
ラタトゥイユ 62
りんご 127
冷製ポテトスープ 94
れんこんステーキ 82
れんこんのきんぴら 90

[わ]

ワイン 128
わかめともやしの二杯酢 100
和牛肩ロース 119
和牛バラ 119
和牛ヒレ 119

プロフィール
監修 ● 奥田恵子（おくだ・けいこ）

管理栄養士、糖尿病療養指導士。
栃木県出身。和洋女子大学文家政学部卒業。
大学卒業後、労働福祉事業団東京労災病院に入職。現在、独立行政法人労働者健康福祉機構東京労災病院栄養管理部栄養管理室長。おもに糖尿病や脂質異常症などの栄養指導業務に従事。
所属学会は、日本糖尿病学会、日本静脈経腸栄養学会、日本病態栄養学会など。
著書に『高脂血症の予防と改善に役立つおいしい食べ物』（監修、同文書院）などがある。

料理レシピ作成 ◆ 奥田恵子(管理栄養士)	装丁・本文デザイン ◆ 清原一隆(KIYO DESIGN)
料理制作・スタイリング ◆ 澤山律子(栄養士)	DTP ◆ 平山友美子(KIYO DESIGN)
料理制作アシスタント ◆ 菊池理恵	執筆協力 ◆ 山本昌子
撮影 ◆ 溝口清秀(千代田スタジオ)	校正 ◆ 池田朋美(夢の本棚社)
	編集担当 ◆ 篠原要子

メタボリックシンドロームも予防・改善
コレステロール・中性脂肪を減らすとっておきメニュー

監 修
◆
奥田恵子
◆
発行者
◆
宇野文博
◆
発行所
◆
株式会社　同文書院
〒112-0002　東京都文京区小石川5-24-3
TEL（03）3812-7777　FAX（03）3812-7792
振替00100-4-1316
◆
印刷
中央精版印刷株式会社
製本
中央精版印刷株式会社

ISBN 978-4-8103-7776-7　Printed in Japan
●乱丁・落丁本はお取り替えいたします。